—

PATINAGE.

AVIS.

MANUELS-RORET.

—

PATINAGE

ET

RÉCRÉATIONS SUR LA GLACE

EN

TRAINEAUX RUSSES, HOLLANDAIS ET FRANÇAIS, MONTAGNES RUSSES,
GLISSADES UNIES ET INCLINÉES, ETC.

CONTENANT

Des notions sur la fabrication des patins en divers pays,
et sur les patins modernes à roulettes,

PRÉCÉDÉ

DE CONSIDÉRATIONS HYGIÉNIQUES.

Ouvrage orné d'un grand nombre de Figures

REPRÉSENTANT LES DIVERSES POSES DU PATINEUR, ET DES MODÈLES VARIÉS
DE DIFFÉRENTS TRAINEAUX, ETC.

PAR UNE RÉUNION D'AMATEURS,
ET RÉDIGÉ
Par M. A. O. PAULIN-DESORMEAUX.

PARIS

LIBRAIRIE ENCYCLOPÉDIQUE DE RORET,
RUE HAUTEFEUILLE, 12.

RENVOI DES FIGURES AU TEXTE.

PRÉFACE.

Le patin est, parmi les exercices gymniques, celui qui cause le plaisir le plus vif : d'abord par cette raison suprême que, dépendant de la réunion de circonstances atmosphériques, un froid intense et du beau temps , qu'il ne nous est pas donné de reproduire à volonté, nous ne pouvons pas nous y livrer selon notre caprice, et durant un assez long espace de temps, pour que la satiété émousse notre ardeur et amène le dégoût; et puis, parce que le temps et le lieu étant égale-

ment donnés pour tous, il devient nécessairement un motif de réunion forcée, un lien de rassemblement joyeux. Sans qu'il soit besoin d'invi-
tations et de conventions, le patineur isolé en
sortant de chez lui, et se rendant à l'endroit le
plus favorable, est sûr d'y trouver bonne compagnie, des émules ou des admirateurs. Il a déjà
paru, à notre connaissance, deux opuscules sur
cet amusement, écrits par des professeurs expérimentés. Ils sont devenus très-rares, on ne les rencontre plus dans la librairie ; on ne les trouve
entre les mains de personne : c'est ce qui nous
a déterminé à faire paraître notre petit livre que
nous avons rendu complet autant que nous l'a-
vons pu. Le patin a de tout temps été l'un des
amusements du beau monde : lorsque la cour
était à Versailles, les pièces d'eau étaient couvertes de beaux patineurs. On cite Saint-Georges,
l'illustre lame, Isabey le père, et bien d'autres encore ; un mécanicien nommé Delangle était fameux pour la construction des patins. Un acteur

des Français, un danseur de l'Opéra dont les noms se sont effacés de nos souvenirs, ont brillé dans les réunions de la glacière, du canal et des bassins; le danseur faisait la révérence en arrière avec une perfection qui n'a jamais été atteinte depuis lui; ce qui provenait de l'habitude qu'il avait contractée de rejeter la pointe de ses pieds, non pas seulement en dehors, mais même en arrière, comme le fameux Debureau, qui tournait sur ses maléoles. Nous avons entendu dire sur la glace par des enthousiastes, que c'était à ses beaux *dehors* que le prince Albert avait dû de voir pencher de son côté le plateau oscillant dans lequel on pesait les prétendants au trône de la grande Bretagne !... Qui sait ! les plus petites choses ont eu souvent une immense part dans la destinée des hommes.... et si ce qu'on ajoute est vrai, ce dont nous doutons fort, son professeur de patin avait été prophète lorsque, enchanté de sa grâce, il lui faisait tout jeune encore l'application de ce vers : *macte, puer, sic itur ad astra.*

Très-probablement le patin ne conduira pas à la gloire celui qui parviendra à s'y rendre célèbre; mais toujours et bien certainement il lui procurera de bien doux plaisirs, lui donnera de la force s'il est faible, corroborera sa santé s'il se porte bien.

PATINAGE

ET

RÉCRÉATIONS SUR LA GLACE.

INTRODUCTION.

Chaque saison nous offre des plaisirs différents : l'hiver lui-même, avec sa mine pâle et sa barbe en glaçons, ne nous tient pas rigueur absolue. Sans parler des plaisirs du coin du feu, des bals, des spectacles, des brillantes réunions, il est la seule saison du patin : plus il est froid, plus il est long, plus il plaît au patineur; c'est le moment de ses joies, de son triomphe; il procure un plaisir si vif, que les habitants des villes quittent pour lui les demeures closes et bien échauffées, renoncent à leurs habitudes frileuses, pour venir le goûter en plein air sur les bassins, les canaux, les rivières. Les femmes assistent à ces solennités de l'hiver, l'intensité du froid, la densité, la pureté de l'air, tout concourt à donner à ces réunions un aspect particulier d'activité, de mouvement, de folle gaieté ; et, si un de ces brillants rayons du soleil d'hiver vient éclairer la scène, on éprouve un contentement, un bien-être intérieur qu'il n'est pas possible de décrire. Le patineur arrive: il fend la foule des spectateurs et bientôt il s'élance sur le cristal solide qui réfléchit son image. Tous les yeux se fixent sur lui: son amour-propre en est flatté ; il déploie toutes ses grâces ; il s'applique à mériter l'attention dont il est l'objet. Il ressemble à l'hirondelle rasant la surface des eaux. Tantôt c'est Mercure prêt à s'élancer dans les cieux, un seul pied le supporte; il décrit une spirale gracieuse, ou un *dehors* aventureux; tantôt, accroupi, il glisse comme le Lapon, et varie à chaque instant ses poses et ses attitudes.

Hygiène.

Partagez ses plaisirs et ses succès, cet exercice gymnique doit produire en vous les plus heureux effets: la circulation plus accélérée des humeurs et du sang, la tension des muscles, ces mouvements circulaires, ces zigzags que font les patineurs, la joie franche qui les anime, tout cela doit nécessairement avoir une influence très-grande, non-seulement sur le physique, mais encore sur le moral de l'homme. Les médecins et les auteurs qui ont écrit sur l'éducation sont d'accord sur les avantages que la jeunesse retire de cet innocent plaisir. Laissons-les parler :

« Les mouvements du corps, disent-ils, sont de deux sortes, les uns se passent à notre insu, dans l'intérieur de nos organes, et s'exercent indépendamment de notre volonté pour la conservation et l'entretien de la vie : tels sont les mouvements du cœur, de l'estomac, des intestins ; les autres sont les mouvements que nous faisons en mettant en action les muscles soumis à l'empire de notre volonté : ce sont ces derniers mouvements qui constituent ce qu'on nomme l'*exercice*. Pour se faire une idée de l'influence que l'exercice peut avoir sur l'organisation, il suffit de faire remarquer que l'ensemble des muscles soumis à la volonté forme, avec les os, qui sont les organes passifs des mouvements, une masse bien plus pesante et plus volumineuse que la réunion de tous les autres organes. En effet, les muscles ne sont autre chose que cette masse énorme de chair qui se trouve entre la peau et les os, qui recouvre le cou, le dos, les côtes, les lombes, le bassin, et donne la forme aux membres. Cette chair reçoit, dans toutes ses parties, des nerfs qui communiquent avec le cerveau, et lorsque le cerveau commande un mouvement, la portion de fibres qui doit l'opérer se contracte, c'est-à-dire se gonfle, se raccourcit, et le déplacement des membres a lieu, selon le mode voulu, soit qu'il s'agisse seulement de faire mouvoir ce membre isolément, soit qu'il s'agisse, par la combinaison des mouvements de plusieurs membres, d'opérer le déplacement de tout le corps. Tel est le mécanisme général de tous nos mouvements. »

On conçoit combien doit être grande l'influence de l'action souvent répétée d'organes si considérables sur le reste de l'économie. Voyons maintenant quelle est la nature de cette influence.

Le corps demeurant dans un repos absolu, les fonctions intérieures s'exercent; mais les organes qui les exécutent ne recevant aucune impulsion, aucune excitation étrangère à leur force, l'action en est lente, faible, mal exécutée. Les muscles perdent leur souplesse, leur énergie, toute l'organisation se détériore, et, si le repos se prolonge, l'homme le plus robuste peut devenir un être faible, cacochyme, maladif. Au contraire, sous l'empire de l'exercice, les fonctions intérieures prennent de l'activité.

Nous avons dit que, par l'entremise des nerfs, le cerveau, en agissant sur les muscles, les faisait se contracter pour produire les mouvements; il faut ajouter que les muscles reçoivent une excitation non moins puissante du cœur, puisque, si on intercepte le sang que ce viscère leur envoie sans cesse, ils cessent bientôt de se pouvoir contracter et leur action finit par s'éteindre. L'afflux nerveux et l'afflux sanguin sont donc bien évidemment les deux causes principales qui déterminent les contractions musculaires, les mouvements volontaires, les exercices enfin.

Comme tout est lié dans l'économie vivante, les muscles ne peuvent entrer en action et se mouvoir, sans réagir sur le cerveau par le moyen des nerfs, et sur le cœur par l'intermède des vaisseaux. Le cerveau et le cœur, plus excités, renvoient aux muscles eux-mêmes et à tous les organes une plus forte stimulation. C'est de cette manière que la contraction répétée des muscles produit une excitation générale en communiquant son activité à tous les organes du système.

Il n'est personne qui n'ait éprouvé, après un exercice un peu actif, les effets dont nous expliquons ici la cause, tels que : battements du cœur, par conséquent fréquence du pouls, chaleur, rougeur de la peau, sueur, précipitation de la respiration; mais les exercices produisent encore un autre effet qu'il n'est pas moins important de signaler, c'est la secousse que reçoit le corps dans tous les mouvements. Cette secousse, reçue plus fortement par une ou plusieurs parties, se communique et retentit dans toutes les autres; tous les organes en sont remués jusque dans la plus intime profondeur de leur tissu. Cet ébranlement mécanique qui agite les fibres et les fait se contracter, se resserrer ou se distendre, les rend plus fortes, plus robustes. D'où il suit, qu'en définitive, l'exercice a pour effet de faire que toutes les fonctions de la vie sont remplies avec plus d'énergie et d'activité, et, par suite, de donner plus de vigueur aux organes.

Quelques applications prouveront la justesse des inductions ci-dessus. Si on veut appliquer ce que nous venons d'exposer à la digestion, par exemple, on verra les organes chargés d'exécuter cette fonction, augmenter de puissance et de force par l'exercice. Si l'estomac est vide, l'exercice excite l'appétit ou l'augmente, assure une digestion plus prompte, plus facile et plus parfaite. Si l'estomac est plein, l'exercice modéré facilite la digestion par l'impulsion qu'il lui donne, et qui développe son activité.

Cette question: l'exercice est-il également

utile avant *ou* après et avant *et* après le repas, a été souvent posée par les professeurs d'hygiène, et diversement résolue. Ici Hippocrate a dit *oui*, et Gallien a dit *non*. Le tort qu'on a eu, c'est d'avoir voulu poser des règles absolues, exclusives. De toutes les controverses que nous avons scrupuleusement supputées, il est résulté pour nous cette conclusion : Que l'exercice violent et prolongé, pourvu qu'il ne soit pas poussé jusqu'à l'extrême lassitude, la prostration des forces, est salutaire avant le repas ; et qu'après, l'exercice modéré est le meilleur de tous les digestifs. Un exercice violent et trop prolongé après le repas apporterait du trouble et du désordre dans l'estomac, et serait cause d'indigestion.

L'exercice agit avantageusement même sur nos facultés intellectuelles. Après un trop long repos, l'esprit est comme engourdi ; les idées deviennent plus claires, après la promenade modérée qui suit un long sommeil. Mais c'est surtout sur la nutrition qu'il est intéressant de suivre les effets de l'exercice. Les artisans ont les membres qu'ils exercent plus gros, plus vigoureux que ceux dont ils se servent le moins ; les jambes des facteurs sont vigoureuses, leurs bras chétifs ; les gauchers ont le bras gauche plus fort, plus gros que le droit. Ce plus gros volume n'est pas dû à

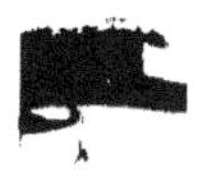

de l'embonpoint, au contraire, l'exercice maigrit le corps plutôt que de l'engraisser : c'est pour cela que les laboureurs, les chasseurs, les serruriers, les menuisiers, ne sont pas gras ; mais leurs chairs sont fermes et robustes, parce que l'habitude de l'exercice a donné de la vigueur et de la consistance aux fibres de leurs organes. Ce n'est pas parmi eux qu'on rencontre de ces hommes pituiteux, pâles, à chairs molles, qui promènent péniblement leur indolence et leur faiblesse. Cet effet est encore plus sensible chez les animaux : ceux de nos basses-cours, qui sont claquemurés dans un espace où ils peuvent à peine se remuer, ont la chair blanche, délicate, grasse, tendre ; le gibier, au contraire, a la chair plus colorée, ferme, serrée, dure, coriace, qui indique la force et la vigueur. Le chien de berger, quoique bien nourri, est toujours maigre et vigoureux parce qu'il est toujours en mouvement ; nos chiens sont gras, peu vigoureux, essoufflés, et, à taille égale, ne peuvent soutenir le combat. Le canard domestique ne peut voler ; le canard sauvage vole dans les nues, depuis le lever du soleil jusqu'à la nuit. Certes, des mouvements violents, trop continus, loin de produire la force et la vivacité, apporteraient bientôt le trouble et la lassitude : aussi n'est-ce pas ce que nous demandons, mais bien des exercices modérés et journellement répétés. Sous l'influence des premiers, les battements du cœur sont désordonnés, la respiration haletante, la chaleur excessive, la sueur ruisselle sur une peau enflammée, la digestion ne s'opère plus que d'une manière vicieuse : le corps fait des pertes qui ne sont pas réparées, l'amaigrissement a lieu sans que le tissu des organes prenne plus de force et de consistance; enfin un état maladif est le résultat de cet exercice immodéré. C'est ce qui a lieu pour beaucoup de pauvres ouvriers des villes qui travaillent trop, et aussi pour les habitants des campagnes qui travaillent à la journée. Pour être utile, il faut que l'exercice soit plutôt répété que violent. Autant les mouvements modérés et les secousses légères produisent d'excitation salutaire, autant les forts ébranlements peuvent produire de désordres. L'exercice du patin, pris modérément, est l'un des plus salutaires par les considérations qui ressortiront des explications que nous donnerons plus bas.

La nécessité de l'exercice prouvée, examinons maintenant, avant de faire un choix, car faut-il encore que l'exercice soit approprié à nos forces, à notre position, au temps que nous pouvons lui consacrer. Malheureusement, nous ne sommes que bien rarement à même de suivre nos goûts. Voyons quels sont les différents exercices.

Deux espèces d'exercices se présentent d'abord: l'exercice *actif* et *spontané* que les membres et le corps exécutent, comme nous l'avons expliqué, par les contractions musculaires, et l'exercice *passif* ou *communiqué* dans lequel le corps est agité ou déplacé par une cause étrangère à l'action musculaire, ou sans que les muscles y concourent autrement que par une contraction suffisante seulement pour conserver une position fixe. Dans cet exercice, il n'y a pas, comme dans l'autre, des efforts, l'emploi de la force et une grande excitation des organes : le corps est remué ou déplacé par une base mobile qui le supporte et reçoit incessamment des secousses plus ou moins fortes. L'ébranlement se communique à tous les organes, ils en éprouvent dans toute leur substance une multitude de chocs qui tiraillent leurs fibres, les resserrent, et ont pour résultat final d'en augmenter la densité, de les rendre plus forts et plus robustes. Comme les exercices actifs, ces exercices passifs augmentent les forces et la vigueur, sans excitation : ils ne font pas battre le cœur, ils n'échauffent pas; ils ne provoquent pas la sueur : tel est *l'exercice du traîneau* dont nous nous occuperons dans la suite de cet ouvrage; c'est la force étrangère qui nous agite, qui nous donne le bien-être, l'action : les résultats de cet exercice sont moins forts, moins directs, mais certains tempéraments, certaines constitutions délicates qui ne pourraient supporter l'exercice actif, peuvent s'améliorer par l'exercice passif.

Nous n'aurons à nous occuper que de l'exercice du traîneau, parce que lui seul rentre dans notre cadre. Mais l'usage des voitures suspendues, de la litière, de la chaise à porteurs, du bateau, bien que n'étant pas, à vrai dire, un exercice, puisque le corps est transporté sans efforts, sans secousses fortement senties, peut aussi être très-favorable aux constitutions délicates, par le balancement qui en est le résultat; et l'on est souvent obligé de préluder par ces moyens, avant d'avoir recours aux exercices actifs. Nous devons donc les indiquer seulement et passer de suite aux exercices actifs qui ont plus particulièrement rapport à l'objet qui nous occupe : le patin.

Station.

Commençons d'abord pour donner une idée claire et précise de ce qu'on nomme la *station*, parce que cet état, dans lequel le corps paraît être en repos, consiste dans un effort persévérant de certains muscles, et que cette explication nous facilitera beaucoup pour ce que nous aurons à dire, par la suite, pour la *progression simple* en avant ou arrière, et pour la *progression rapide*. La station est l'action par laquelle l'homme se tient debout. On remarque que dans le sommeil, dans l'évanouissement, la tête tombe en avant et s'appuie sur la poitrine. Dans ces états, elle obéit aux lois de la pesanteur, étant appuyée sur les vertèbres qui la soutiennent à un point de sa base plus reculé en arrière que le milieu ; elle ne peut se tenir droite dans la station que par l'effort des muscles postérieurs du cou ; c'est l'interruption de cet effort qui produit sa chute en avant. Le tronc ne peut pas non plus se tenir droit sans fatigue. La colonne vertébrale étant placée en arrière, tous les viscères de la poitrine et du ventre sont, en quelque sorte, pendus au-devant d'elle, et la forceraient à se courber en devant, si des masses musculaires extrêmement fortes ne la retenaient en arrière. On voit la preuve de cet effort chez les hydropiques et les femmes enceintes dont le ventre est plus lourd que dans l'état ordinaire, et qui sont alors forcées de tenir la colonne vertébrale plus fixe, et même, de la rejeter en arrière. Nous pourrions faire la même réflexion à l'égard du bassin, qui, par sa conformation, fléchirait sur les cuisses, s'il n'était fixé en arrière par l'énorme masse des fibres musculaires qui forment les fesses. Au-devant des cuisses se trouvent les muscles dont les efforts, en tirant fortement sur les rotules, empêchent les jambes de fléchir; enfin, les mollets en se contractant ne permettent pas à la jambe de se plier sur le pied. Tel est le mécanisme général de la station : c'est donc, comme nous l'avons dit, un concours d'efforts, puisque tous les muscles extenseurs du corps sont en contraction tout le temps que dure cet état, et il en résulte une fatigue qui ne peut être longtemps supportée. Aussi, voit-on un homme debout faire porter le poids de son corps tantôt sur une jambe, tantôt sur l'autre, afin de procurer un repos momentané à certains muscles : voilà aussi pourquoi la station fatigue bien plus que la marche, dans laquelle il y a succession de contractions et de repos des mêmes muscles. Nous nous abstiendrons d'entrer dans le détail des nombreuses controverses dans lesquelles on a recommandé ou défendu la position des pieds en dedans ou en dehors : nous nous bornerons à établir que plus la base de sustension est large ét assurée, plus la station est solide. L'homme debout est par conséquent plus ferme dans cette position quand ses pieds sont médiocrement écartés l'un de l'autre et placés parallèlement. Si les pieds sont trop écartés, il éprouve une gêne qui résulte de l'extension des muscles de l'intérieur des cuisses ; s'ils sont rapprochés, le corps, qui se balance d'un côté à l'autre, conserve plus difficilement l'équilibre. La pointe des pieds ne peut être tournée en dedans sans une sorte de torsion dans l'articulation de la cuisse qui ôte toute la force à la station ; enfin, les pointes étant tournées en dehors donnent, il est vrai, à la base une plus grande étendue latérale ; mais elle n'a plus autant d'étendue en avant si elles sont trop tournées ; et comme c'est surtout de ce côté qu'il importe que le corps soit soutenu, puisque tout le poids des viscères l'entraîne dans ce sens, nous sommes ramenés à notre principe que les pieds placés parallèlement et médiocrement écartés, fournissent la base de la station la plus solide.

Considérations générales sur tous les exercices et sur le patinage en particulier.

Quand, par suite d'un long exercice actif, après avoir longtemps patiné, par exemple, l'homme est très-échauffé, et même est en sueur, il ne pourrait pas, sans danger, se livrer à un exercice purement passif. Ainsi, ces patineurs qui s'échauffent à pousser le traîneau et montent dedans, pour se faire traîner à leur tour par ceux qu'ils ont traînés, commettent une imprudence qui peut avoir des suites fâcheuses. On ne doit avoir recours qu'à des exercices passifs, si l'on se sent en état de malaise ou d'indisposition, parce que, dans ce cas, l'exercice actif serait plus ou moins nuisible : c'est alors que le traîneau sera avantageux. Nous nous sommes déjà expliqué sur l'emploi des exercices relativement aux repas ; nous ajouterons que si, en général, il est préférable de patiner avant d'avoir mangé, il ne faut pas cependant commencer lorsqu'on a faim, l'appétit doit être la conséquence de cet exercice.

Les hommes de très-faible complexion, peu vigoureux, ne doivent pas s'élancer de primesaut sur la glace et patiner long-temps, ils doivent se contenter ou du traîneau, ou d'une allure très-modérée sur leurs patins ; le peu d'exercice qu'ils se donnent sous l'influence de l'air vif et nutritif de l'hiver leur est utile, les fortifie d'abord peu à peu ; ils passeront au patinage prolongé lorsqu'ils auront acquis les forces qui leur manquent. Au contraire, ces moyens qui fortifient doucement la fibre sans causer de déperdition, et, par cela même, produisent la pléthore, ne conviendraient pas autant aux sujets sanguins et prédisposés aux hémorragies. Chez ces derniers, les exercices actifs, violents, seraient dangereux, mais pendant leur emploi seulement, car l'excitation plus ou moins forte qui en est le résultat et qui donnerait de l'activité à toutes les sécrétions, diminuerait la masse du sang plutôt que de l'augmenter. Le tempérament nerveux fait présumer une organisation morale assez avantageuse, mais cette disposition tient à la faiblesse : les exercices violents en sont le remède le plus certain, s'ils sont choisis et dirigés convenablement. Les habitudes de celui qui veut se livrer à l'exercice du patin doivent entrer aussi en grande considération. L'homme qui reste habituellement en repos, ou qui est sédentaire par état, lorsqu'il descendra sur la glace, ne doit pas se livrer au plaisir du patin avec cet entrain furieux que peut se permettre l'homme habitué aux longues courses, aux rudes travaux en plein air. Il en est de même pour le temps qu'on peut consacrer à ce plaisir, il convient de consulter l'âge, les forces, le tempérament ; tel trouvera la santé dans un exercice prolongé, tel autre qui l'aurait rencontrée dans une heure ou deux, se rendra malade s'il le prolonge autant que le premier, qui est plus vigoureux que lui. La meilleure règle consiste à remonter sur la rive avant que la fatigue arrive, à ne point se refroidir en s'arrêtant à contempler ceux qui restent, mais à marcher d'un pas assez actif pour conserver la chaleur acquise par l'exercice jusqu'à sa rentrée chez soi.

Quelques précautions sont encore nécessaires pour prévenir certains accidents que peuvent déterminer une trop grande ardeur à se livrer aux exercices violents, ou bien la nécessité où l'on se serait trouvé d'en agir ainsi, surtout lorsqu'ils ont été assez prolongés, malgré l'intensité du froid, pour échauffer le corps et produire la sueur. Tout le monde sait que, dans cet état, il faut éviter d'exposer à découvert une partie quelconque du corps au froid; il faut encore, avec plus de soin, se dispenser d'avaler une boisson froide en grande quantité. Comme nous venons de le dire, le patineur, après avoir quitté ses patins, doit s'agiter, marcher; qu'il s'enveloppe d'un bon manteau ou de tout autre vêtement chaud; et, s'il le peut, qu'il entre quelque part, dans un lieu échauffé, et, s'il a soif, qu'il boive un verre de vin ou toute autre boisson cordiale.

On a de tout temps remarqué les heureux effets des exercices actifs sur les jeunes gens faibles, d'une complexion molle et lâche, affectés de maladies de langueur; et le bon parti qu'on pouvait tirer de ces exercices pour beaucoup de maladies qui résistaient aux médicaments. De récentes observations ont prouvé que l'effet le plus général de l'exercice est de fortifier le corps et de combattre les dispositions de la jeunesse au tempérament nerveux. Ce qui a fait dire à l'un de nos plus savants physiologistes, qu'en corroborant l'économie vivante par les exercices actifs on verra disparaître cette mobilité nerveuse, cette sensibilité maladive, nées de la mollesse, et qui enfantent les maladies vaporeuses et hypocondriaques. Les mouvements, en fortifiant les muscles, doivent modérer toute sensibilité vicieuse. D'ailleurs, ajoute le même médecin, l'exercice fait naître la lassitude, et la lassitude le sommeil réparateur.

Les exercices actifs ont été aussi prescrits comme moyen curatif des fièvres intermittentes. Si elles étaient entretenues par la faiblesse, on ferait bien, dans l'intervalle des accès, de fortifier les organes par le cheval, la voiture, le traîneau et tous autres exercices passifs. Quelquefois on a vu l'accès prévenu par un exercice violent, cause d'une grande perturbation dans les actions organiques, et par les sueurs abondantes qui en étaient le résultat. En les dirigeant convenablement, c'est surtout dans les convalescences

que les exercices peuvent rendre de grands services. Le convalescent qui ne peut encore marcher dans sa chambre devra être roulé dans un
fauteuil, en attendant qu'il puisse monter en
voiture et enfin marcher et faire des promenades
à pied. Les affections scrofuleuses, la débilité,
la pâleur, la mollesse, indiquent le besoin des
mouvements qui doivent être aussi actifs que les
forces le permettent.

Les chutes sur la glace.

Quant aux chutes qu'on peut faire en patinant,
il ne faut pas s'en faire une cause de décourage-
ment, et sacrifier à la peur puérile de tomber, le
bien qui peut résulter pour le corps de cet exercice
vivifiant. Les chutes sont rares si on ne commet
pas d'imprudences, si on veut suivre les conseils
du professeur, et suivre une progression raisonnée
dans les exercices, et en n'attaquant les grandes
difficultés qu'après que les moindres ont été sur-
montées. Sans doute, on tombe sur la glace, les
plus adroits, les plus gracieux patineurs ont
tombé. Qui peut répondre de la glace, qui peut
être assuré, qu'en reculant, le fer de son patin
ne rencontrera pas un gravier, une paille, une
fissure? Sans doute, dans tel ou tel exercice, on

est exposé à perdre l'équilibre et alors la chute est presque certaine ; il faut bien mieux même l'accepter de bonne grâce que de faire des efforts et des contorsions qui peuvent n'être pas sans danger, pour finir toujours, ou au moins presque toujours, à tomber plus lourdement et dans une position plus désagréable. La honte est assez souvent le plus grand mal des chutes, mais il faut bannir cette fausse honte et tomber sans façon. Tous les patineurs savent qu'on apprend à tomber sans se faire mal, ou, du moins, sans se faire grand mal, et à dissimuler sa chute à ce point qu'elle ne provoque point le rire de la galerie, qui est l'effroi des novices.

Autres dangers.

Quant au danger de se noyer, qui est le cauchemar des parents, il n'existe point pour le patineur prudent. Si le lieu de la réunion des patineurs est un pré couvert de glace, où l'eau n'a que deux ou trois décimètres (1 pied environ) de profondeur, on conçoit qu'il est impossible de se noyer, puisqu'en supposant la rupture de la glace, les pieds prendraient appui sur terre avant que les genoux aient atteint le niveau supérieur de la glace. La même observation doit

tre faite pour les bassins des jardins publics et
pour les petites rivières, ou, lorsque, dans les
fleuves, le lieu choisi est la nappe de glace qui
recouvre les grèves. Les grandes assemblées de
patineurs doivent se tenir sur ces eaux peu
profondes. Celui qui veut franchir sur les fleuves
glacés de grands espaces, ou qui veut, avec un
ou deux de ses compagnons aller à la découverte
des places, doit être plus prudent; il arrive souvent que, dans les grands cours d'eau, à l'endroit
de la plus grande profondeur, la glace devient
moins épaisse : il faut éviter de passer sur ces
endroits. Cela provient de ce que ces eaux profondes conservent longtemps la chaleur, ou bien
encore, de ce qu'assez souvent, les sources dont
l'eau est chaude, relativement à la température
extérieure, empêchent la congélation d'avoir
lieu assez profondément. On reconnaît que la
glace est *bonne*, lorsque le patin y laisse des traces
peu profondes, mais pourtant bien visibles. Le
docteur Balfour, Anglais, a inventé, en 1823, un
appareil fort simple pour empêcher les patineurs
de se noyer, quand la glace vient à se rompre
sous leurs pas. C'est un anneau de fer allongé
d'un côté et formant une courbe terminée par
une pointe de cinq à six centimètres (2 pouces
environ) de longueur : on peut le tenir à la

main, ou l'adapter à la pomme d'une canne. Celui qui sentira que la glace cède, enfoncera, par une sorte d'instinct machinal, cet instrument dans la glace solide qui l'entoure, et comme la pesanteur du corps humain n'est pas beaucoup plus grande que celle de l'eau, le plus léger appui soutiendra la personne en danger, jusqu'à l'arrivée des secours. De nombreuses expériences ont prouvé l'utilité de cette invention.

Nous ne conseillons pas à chaque patineur d'être muni d'un pareil instrument; mais nous le croyons très-utile pour ceux qui vont à la découverte des places; ainsi que pour celui qui aime à s'éloigner de la foule et recherche même la solitude. Mais la possession de cet instrument ne doit pourtant pas lui faire négliger les règles de la prudence: il doit toujours regarder devant lui, et s'appliquer à considérer si la glace ne présente pas un aspect un peu vert, ce qui est l'indice d'une moins grande épaisseur, et aussi que l'eau est profonde en cet endroit: il doit, en général, faire attention à tous les changements de couleur. Nous paraîtrons peut-être bien minutieux à certaines personnes, mais la glace est perfide, et ici, il ne s'agit pas seulement d'une chute, mais de la perte de la vie.

Epaisseur de la glace.

L'expérience des vieux patineurs leur a enseigné que la glace n'est sûre, sur les grèves couvertes d'eau, sur les bassins peu profonds, sur les prés, sur la glacière, et en général dans tous les endroits dont la profondeur est moindre de 1 mètre (3 pieds), qu'alors que, durant deux fois vingt-quatre heures, le thermomètre se sera tenu entre deux ou trois degrés centigrades au-dessous de zéro. Si l'eau est profonde, dans les étangs, les canaux, on peut compter sur le même degré de froid, mais prolongé de deux jours et deux nuits de plus. On doit aussi faire attention au nombre de personnes qui pourront s'y rendre, spectateurs ou patineurs. Si ce nombre est considérable, il faut être précautionneux. Si les patineurs sont moins d'une vingtaine, ils peuvent se livrer à leur plaisir en toute assurance. Dans les fleuves et rivières où l'eau est courante, il faut un froid continu durant six jours environ de cinq degrés au-dessous de zéro.

Il arrive parfois, sur les endroits peu profonds, que la glace se rompt sur les bords et que le milieu forme un grand plateau mobile : cette disposition de la glace n'est pas nuisible, il en résulte une certaine élasticité, un balancement qui n'est point sans charme.

Se retirer d'un trou.

Lorsque l'eau n'est point profonde et que le patineur a eu le désagrément de tomber dans un trou, il ne faut pas pour s'en retirer, qu'il se cramponne avec les mains sur le bord du trou, ou qu'il essaie d'y poser le pied ou les genoux, la glace se romprait et il retomberait dans l'eau. Il faut, en frappant la terre avec les pieds, faire un saut en avant en allongeant le plus possible les bras en avant, afin de prendre sur la glace la position horizontale sur le ventre, il ramènera alors tout doucement les genoux près des coudes, et, s'allongeant de nouveau, il projettera ses mains le plus loin possible, et n'essaiera de se relever sur ses patins que lorsqu'il se sera, de la sorte, éloigné de deux ou trois longueurs de son corps de l'orifice du trou. Si la glace n'est pas sûre, le patineur fera bien de rester à plat ventre, les bras et les jambes écartés, et rampera de la sorte pendant quelque temps, en criant à ceux qu'un zèle louable, mais inconsidéré, pourrait faire accourir vers lui, de s'arrêter et de rester tranquilles ; car souvent l'arrivée de plusieurs personnes est cause, vu leur poids, d'une nouvelle rupture de la glace. Ce qu'on peut faire, c'est d'attacher bout à bout plusieurs ceintures, cravates, mouchoirs et autres choses dont on lui jettera le bout, et que l'homme couché saisira d'une main afin d'être traîné loin de l'endroit périlleux. S'il se trouve aux environs des perches, des planches, on les lui glissera, et ces soutiens rempliront le même office. Un homme couché sur la glace, quand elle n'aurait que 1 centimètre (5 lignes) d'épaisseur, n'en opère pas la rupture. Quand l'eau est profonde et que le patineur sait nager, si l'eau touche la glace en dessous, le nageur, revenu au trou, doit s'y accrocher avec les mains écartées l'une de l'autre et tenter, par des coups de jarret, de se glisser sur la glace, et faire ensuite ce que nous avons dit plus haut. Si l'eau est plus basse que la glace, il doit s'accrocher au bord du trou pour se maintenir sur l'eau, et attendre les secours qu'on peut lui donner, s'il n'est pas seul ; s'il est seul, il doit s'efforcer de faire passer une de ses jambes étendue sur la glace, puis, avec les mains, tâcher de glisser hors du trou en ayant soin de n'opérer aucune pression forte sur un endroit déterminé ; mais de couvrir toujours le plus d'étendue possible.

PREMIÈRE PARTIE.

———

LES GLISSADES.

Avant de parler du patin, jetons un regard rétrospectif sur les jours de notre enfance : quel est l'homme qui n'aime à se reporter à ce passé riant. Dans les courtes journées d'hiver, nous savourions avec bonheur les trop rapides heures des récréations, où le plein air nous était accordé avec tant de parcimonie. Quand il faisait bien froid; que les cours étaient couvertes de tapis blancs, notre joie était plus vive, plus expansive que dans les autres saisons; avec quel plaisir nous gambadions dans la neige épaisse, comme nous la ramassions avec avidité pour l'arrondir en boules, en pelotes, entre nos mains rouges, et quand ces projectiles étaient bien arrondis, bien comprimés, bien durs, nous les lancions sur nos camarades. Bientôt il se formait deux camps, deux lignes adverses, et la bataille s'animait. Les boules s'entrechoquaient dans l'air; les cris de ceux qui étaient atteints, les rires des autres, manifestaient nos joies bruyantes, notre ardeur. D'autres fois les grands pétrissaient une grosse boule, et, la faisant rouler dans les allées du jardin, figuraient l'avalanche des montagnes; tous, nous poussions, **la** boule grossissait à vue d'œil, c'était un bonheur, une ivresse! La boule, roulée dans un coin, repétrie, calée, devenait le siége, le trône du plus leste ou du plus fort : le dos enfoncé dans l'encoignure, les pieds assurés sur un petit méplat, les bras en avant, il repoussait les assaillants, et les faisait redescendre plus vite qu'ils étaient montés : mais ces monarques d'un quart-d'heure, n'étaient pas plus assurés sur leur trône de neige que les autres sur leur trône de fer doré, une main parvenait à les accrocher et cette main inexorable les ramenait parmi la plèbe, où ils devenaient assaillants à leur tour, cherchant à renverser leur successeur; c'est la comédie des hommes jouée par des enfants. Si parmi nous il se trouvait un Phidias, un Jean Goujon, un David en herbe, il ouvrait l'avis d'employer la neige plastique, ce marbre blanc pilé, à faire une représentation de l'éléphant, du cheval ou de l'homme, mille cris d'assentiment acclamaient, mille mains se mettaient à l'ouvrage : la statue, informe d'abord, se dessinait; l'admiration, la joie, le plaisir, enivraient les artistes improvisés, fiers de leur œuvre, œuvre périssable : hé ! nous le savons tous, nous l'avons tous vu, la tourbe des statues de bronze et de marbre, combien dure-t-elle ?.....

Mais ces batailles aux boules de neige ; ce jeu du roi détrôné, ces statues de neige, plaisirs d'un instant, d'un caprice isolé, sont loin de faire oublier *la glissade*. La glissade, plaisir de tous, qui durera tant qu'il fera froid ; qui se fait dans la cour du collège, sur le ruisseau de la rue, sur la rive du fleuve, sur la berge du canal ; la glissade, école primaire du patin, théâtre des premiers revers, des premiers exploits, nous ne saurions sans injustice, sans ingratitude, la passer sous silence. Les hauts et puissants du patin n'ont jamais daigné abaisser leurs regards vers elle : si, par cas fortuit, ils en ont dit deux mots, ça été pour la maudire, pour l'exécrer, parce que trop souvent disent-ils, elle est venue en travers de nos spirales *toujours gracieuses*, de nos dehors *savants*, de nos révérences *séduisantes*, et qu'on a vu quelquefois un affreux gamin être cause de la chute d'un élégant patineur *gilet-rouge*.

La *glissade inclinée* se fait toutes les fois que le terrain s'y prête. On la construit avec de la neige que l'on tasse en la frappant fortement avec les pieds ou avec des battes, si on peut s'en procurer.

Si la pente est rapide, on fait sur les côtés des espèces de marches pour faciliter le retour de ceux qu'elle a conduits en bas. Nous avons vu deux glissades de ce genre dans notre jeune âge, une rue des Fossés-Saint-Victor, l'autre rue de la Montagne-Sainte-Geneviève : la rapidité de celle de la rue des Fossés-Saint-Victor était étonnante : on partait de la rue Mouffetard, et on arrivait en un clin-d'œil près la rue Saint-Victor, où l'on avait élevé une espèce de redoute, afin d'arrêter l'impulsion des glisseurs. Il est présumable que, sans cette précaution, ils auraient été entraînés jusque sur les boutiques qui font face à cette rue. La figure 1re, planche 4, représente le profil de la glissade inclinée. Assez souvent on améliore cette glissade en y versant le soir quelques seaux d'eau qui gèle pendant la nuit, comble et unit les creux qui peuvent s'être manifestés pendant le jour.

Cette sorte de glissade se fait rarement, parce que l'on ne trouve pas partout des pentes assez prolongées pour l'établir, aussi n'est-elle que peu connue ; tandis que la glissade horizontale est *classique* pour tout le monde : les vieux portiers et la police lui font une guerre acharnée, les pics de fer, les crocs la détruisent incessamment : mais vivace, aimée de la petite population, elle renaît de ses cendres, elle reparaît de nouveau en tous lieux, au bas des trottoirs, sous les grandes portes, dans les marchés, aux environs des fontaines. Convenons-en pourtant, ces glissades chétives ne sont bonnes qu'à nous servir de preuve que glisser est un grand plaisir, une jouissance, un besoin instinctif de la locomotion rapide, éprouvé partout et en tous les temps; nous devons régulariser un peu par les leçons de l'expérience, ce que l'établissement spontané, éphémère, des petites glissades laisse dans le vague. Voici ce que nous trouvons dans un ouvrage publié en 1826 :

» Les jeunes gens qui habitent les campagnes
» n'ont pas toujours des patins à leur disposition,
» tandis que les sabots se rencontrent partout,
» même à Paris : ils seront donc bien aises d'en-
» tendre parler de la glissade qui fait le bonheur
» des écoliers. Nous savons tous qu'elle se ren-
» contre partout : c'est elle qui prédispose les
» enfants à devenir par la suite d'habiles pati-
» neurs. Ne la négligez donc pas, pères de famille,
» présidez à ses jeux et le danger disparaîtra.
» Faites le soir une glissade artificielle, le lende-
» main matin les cris de surprise et de joie de
» vos enfants vous paieront de votre peine.
» Choisissez un terrain qui soit quelque peu in-
» cliné ; vous faites avec de la terre ou du fumier
» deux digues parallèles, écartées l'une de l'autre

» de 60, 80 centimètres, ou même 1 mètre (2 à 3
» pieds); vous l'arrêtez par le bout intérieur, et
» vous versez des seaux d'eau dans le canal im-
» provisé. L'eau gèle pendant la nuit, et le len-
» demain vous avez une glissade sûre et très-
» bonne, sur laquelle vos enfants peuvent faire
» leurs premières armes sans courir aucun risque;
» car s'est à tort qu'on regarde cet exercice comme
» dangereux, parce qu'on pense qu'on peut tom-
» ber et se blesser. On peut tomber à la vérité,
» et cela arrive souvent lorsqu'on commence;
» mais il faut apprendre à tomber sans se faire
» de mal, et cela n'est pas impossible. On fait sur
» la glissade les premiers essais du traîneau.
» Un enfant s'assied sur une planche ou sur un
» sabot et les plus âgés le prenant par la main
» l'entraîneront sur la glissade. Ainsi vos enfants
» s'amuseront sans danger sous vos croisées, sans
» sortir de votre cour; votre œil suivra leurs
» mouvements; votre autorité guidera leurs vo-
» lontés. »

Nous avons donc dessiné, fig. 2, pl. 1re, une glissade faite suivant les indications de l'auteur, vue
en dessus, et, figure 3, pl. 4, vue en élévation.
Sur cette glissade, nous avons indiqué quelques-
unes des poses que prennent les enfants en glissant. N°1. Les pieds droits. 2. Coup de patin: on le

répète trois ou quatre fois, souvent même sur toute la longueur de la glissade. 3. Le *nain* ou le *nabot* : L'élan donné, le glisseur s'accroupit et continue à glisser : cette position est bonne à prendre souvent ; elle enseigne à tomber sans se faire mal. 4. Les sabots en travers : une jambe un peu en avant, une jambe un peu en arrière pour donner plus de base au corps, on peut varier les poses de plusieurs manières. 5. Un sabot en long, un en travers : dans cette position le glisseur est solidement posé. 6. La *vieille* : un glisseur fait le *nabot*, deux autres le tiennent par les mains, et l'entraînent rapidement ; quelquefois, il tient un mouchoir de chaque main et deux camarades non glissant, mais courant de toutes leurs forces en dehors des digues de la glissade, ainsi que nous les représentons, l'entraînent avec eux. 7. Le *traîneau* : un autre jeune garçon assis sur un sabot, ou une jeune fille assise sur une planche, tenant une corde ou plusieurs mouchoirs attachés bout à bout et passés autour du corps du *nabot*, sont également entraînés par les deux glisseurs. 8. Glisseur sur un pied. 9. *La compagnie* : deux glisseurs, les bras enlacés, prennent le même élan et glissent ensemble. Cet exercice présente quelques difficultés ; ce qui est plus aisé, c'est de prendre séparément son élan et de ne s'enlacer que lorsqu'on se rattrape en glissant : on peut de la sorte prendre des positions très-variées.

On voit souvent sur les bords des rivières gelées, sur les levées des canaux où les patineurs s'exercent, ou sur le canal même, près de la levée, des glissades établies parallèlement ; deux ou trois se longeant les unes les autres ; lorsque le glisseur est arrivé au bout de la première il n'a point besoin de revenir sur ses pas, il n'a qu'à reprendre son élan pour parcourir la seconde , et au bout de cette seconde il trouve la troisième sur laquelle il s'engage aussitôt. Quand il a parcouru la troisième, il s'élance vers la première, recommence, et ainsi de suite tant que ses forces le lui permettent. Vue de loin, cette triple glissade est d'un effet très-pittoresque, parce que les glisseurs se croisent : ceux qui se trouvent sur la première et la troisième glissades paraissent venir au-devant et se rencontrer avec ceux qui sont sur celle du milieu. Ce rideau, cette toile de fond de la scène où les grands patineurs et les beaux traîneaux font leurs brillantes évolutions, plaît beaucoup à l'œil du spectateur par l'animation qui forme le complément du tableau.

DEUXIÈME PARTIE.

LE PATIN.

Le patineur passionné passera par-dessus la glissade dont nous venons de parler, pour arriver de suite au patin, qui seul a le don de fixer son attention, et qui est, nous devons en convenir, la partie essentielle de cet ouvrage. Le patin n'est pas seulement un objet d'amusement, un moyen de passer agréablement les jours d'hiver, de se donner en spectacle, d'attirer les regards de la galerie, par la souplesse des mouvements, par la vivacité vaincue de diverses poses, par le tracé de certaines courbes, le patin est une nécessité dans beaucoup de pays, dans les hautes latitudes, il est un moyen de transport facile, il quadruple la puissance locomotive de l'homme. Je ne sais plus quel auteur allemand ou suédois dit qu'il est impossible de déterminer l'époque, même approximative, où l'on commença à connaître ce moyen rapide de translation. Un autre auteur, je crois qu'il se nomme Etienne Fitz, rapporte qu'il en trouve des indications dans des ouvrages de 1200 et tant. En Angleterre, quand l'hiver avait solidifié les eaux, les habitants de Londres, et d'autres villes, attachaient des os sous leurs chaussures, et à l'aide d'une perche armée d'une pointe acérée, se poussaient en avant sur la glace, ils égalaient en vitesse, dit-il, un oiseau au vol, ou une flèche lancée par un bras vigoureux. Ces comparaisons sont assurément comme presque toutes les comparaisons, plus ou moins justes; mais signifient toujours que les patineurs ainsi montés franchissaient rapidement de grands espaces; il dépeint deux patineurs armés de perches, se frappant l'un l'autre, et il prétend que lorsque l'un tombait, ou même les deux, l'impulsion était si forte, qu'après être tombés, ils étaient encore lancés à une grande distance. On pense que les patins actuels ont été inventés en Hollande; c'est au moins l'opinion des Allemands, des Prussiens, parce que dans ce pays les hommes et les femmes s'en servent également. Plusieurs écrivains accordent la palme de la légèreté, de la souplesse, ils se servent même du mot grâce, aux élégants patineurs d'Edimbourg où l'on trouve *le club des patineurs.* Un autre auteur anglais nous apprend, que dans Hyde-Parck, on vit sur la glace de la rivière *Serpente*, quatre personnes danser un double menuet avec autant de facilité et plus d'élégance que dans une chambre, et d'autres qui traçaient sur la glace toutes les lettres de l'alphabet.

Les hommes du Nord ont beaucoup plus écrit sur le patin que les Français, qui ont rarement des hivers froids et durables. Nous avons trois ou quatre ouvrages sur ce sujet; ce livre sera le quatrième ou le cinquième. Comme de raison, comme cela se pratique journellement, et se pratiquera encore longtemps, chaque auteur trouve que les hommes de sa nation sont les meilleurs patineurs. Les Anglais se prétendent les plus élégants : ce qui pourrait fort bien être. Les Hollandais et les Prussiens, les plus fermes et les plus vigoureux, et nous ne sommes pas éloignés de croire qu'ils peuvent bien avoir aussi raison. Les Français, comme toujours, ont la prétention au suprème bon ton, à la souplesse, *à la grâce* : ce qui pourrait bien être vrai aussi : ils reprochent aux Anglais leur raideur, aux Hollandais leur lourdeur; et ceux-ci, en retour, leur reprochent la prétention *à la grâce* dont ils rient beaucoup, en leur faisant remarquer les caricatures de toutes sortes qui croient se donner des *grâces* dans leurs poses extravagantes, qui prennent pour du *bon ton* des

grimaces et des gestes plaisamment académiques.
Nous serions bien embarrassés de porter un juge-
ment motivé, qui d'ailleurs ne ferait loi pour aucune des parties, dans ce débat contradictoire. Nous
dirons seulement que la *grâce* des patineurs, non
plus que celle des danseurs, ne nous apparaît pas
bien clairement : que la grâce est un don indivi-
duel qui ne se donne ni par les maîtres, ni par
les livres. Sur la glace, au milieu du tourbillon,
nous avons toujours entendu apporter une ou
plusieurs restrictions à la prétendue grâce de tel
ou tel chef de file; il y avait toujours un mais....
un : c'est dommage que.... Chacun se croyait gracieux, même les grotesques, et trouvait toujours
qu'il manquait quelque chose aux autres.... La
grâce dont les auteurs français se gratifient, et
qu'ils prétendent enseigner, est une chose bien
conjecturale, une affaire de goût personnel; et
tel est gratifié par les uns du diplôme de gracieux
patineur, qui est qualifié Magot, Lapon, etc., par
les autres. Hélas ! dans notre bon pays de France,
à Paris, surtout, l'afféterie; la manière, sont très-
souvent habillées de noms flatteurs. Un de nos auteurs a reculé encore les bornes de l'exclusion de la
grâce; il a prétendu qu'en province on patinait
gauchement, et qu'il n'y avait qu'à Paris qu'on était
vraiment gracieux : qu'il fallait à un Picard, à un

Normand, à un homme du centre, le baptème parisien sur les bassins, à la glacière, ou sur le canal de la Villette, pour qu'il pût remporter dans son pays les bonnes manières, la gracieuse exécution. Qu'on ne pense pas, au moins, que nous voulions rabaisser le mérite de nos prédécesseurs en leur reprochant leur engouement parisien pour la grâce des patineurs; leurs écrits sont remplis d'excellentes choses, qui compensent, et bien au-delà, leur excusable faiblesse à cet égard : mais c'est qu'en vérité, cette prétention à la grâce, à *l'amabilité, au moelleux, aux agréments*, n'est pas sans inconvénients graves. Combien de braves patineurs auraient glissé inaperçus et qu'on ne se serait jamais ingéré de trouver ridicules, qui, par leurs gesticulations prétentieuses, ont provoqué ce rire de moquerie qui ne devait pas les aller trouver dans leur humilité. La grâce charivaresque des patineurs a plutôt besoin d'un Daumier ou d'un Dantan que d'un Pradier. Ce qu'il importe d'inculquer au commençant, c'est l'aplomb, la solidité, la course rapide; il fera bien ensuite de lui-même toutes les joliesses qui seront dans sa nature.

Le lecteur ne sera pas fâché, nous l'espérons, si nous lui donnons ici, pour terminer notre entrée en matière, quelques vers que le *bel art* du patin a inspirés à deux de nos devanciers. Je commence par le plus ancien.

Croquis du portrait du Patineur.

AIR:

Sur le fer tranchant qui le porte ;
Que ne voyez vous ses talents :
Il est divin, il vous transporte ;
A le dépeindre on perd son temps.

Parfois, il arpente la plaine
Comme Eole dans ses fureurs :
Parfois Zéphir de son haleine,
Semble le bercer sur des fleurs.

Le palmier a moins de souplesse,
Les grâces ont moins d'agrément,
Un trait lancé, moins de vitesse
Qu'un patineur en mouvement.

GARCIN.

Et puis...

Amis, parcourons la surface
De ce miroir de volupté.
Chacun s'élance, et sur la glace
Règnent l'Amour et la Beauté.

O vous que ce bonheur excite
A patiner d'un pied léger,
Du petit dieu qui fuit si vite
Imitez le vol passager.

Sur ton cristal, onde immobile,
Cupidon a fixé sa cour.
Fuyons les plaisirs de la ville,
Sur la glace suivons l'Amour.

A.-P. COVILBEAUX.

Description du patin.

Lorsqu'il s'est agi de dessiner le patin dans tous ses détails, autre embarras; chaque fabricant, chaque maître, chaque marchand, soutient que son patin, *dont il est l'inventeur,* laisse tous les autres bien loin derrière lui; que lui seul vend le patin convenable, le patin perfectionné, le patin par excellence; que hors son patin il n'y a plus que de misérables engins, avec lesquels on ne deviendra jamais bon patineur. Ils font des classifications : *patins du commerce,* patins allemands, hollandais, *patins de louage, patins à colonnes, patins à cannelure simple* et *à double cannelure,* enfin *patins d'amateurs,* qui sont toujours les meilleurs, patronnés par le maître qui les vend. Nous nous sommes donc trouvés très-incertains sur le choix à faire d'un modèle irréprochable.

Dans cette détresse, nous avons fait comme ces statuaires de la Grèce qui n'avaient pas qu'un seul modèle : qui mettaient la tête de Laïs sur les épaules de Phrynée, qui prenaient le bras d'Aspasie, la jambe de Glycère et le pied d'Eucharis, nous avons pris aux divers patins ce qui nous a semblé le mieux approprié à l'usage ordidaire, le plus ressemblant aux patins adoptés par la majorité des patineurs : lesquels patins, nous devons le dire, se ressemblent presque tous, malgré les *énormes différences,* les *changements essentiels,* si fort vantés par les possesseurs ou les vendeurs. Comme c'est ici le point capital, et qu'il est urgent que notre description soit bien complète et facilement comprise de tous, et par le patineur, pour qui un bon patin est l'ancre de salut, le premier besoin ; et par le fabricant qui doit en faire sa spécialité ; nous devons prêter à notre description une attention toute particulière ; parce que tout est là, que le meilleur patineur ferait triste figure sur de mauvais patins ; que le radical de cet exercice n'est point dans les *poses* et les *agréments* (c'est du moins ainsi que nous entendons notre tâche), mais dans la bonne exécution, la fixité, l'appropriation du patin au but qu'il est appelé à remplir. Le lecteur comprendra que nous avons dû nous appesantir sur les moindres détails, au risque de paraître trop minutieux.

Les figures 4, 5, 6, 7, 8, 9, 10, 11, représentent :

Fig. 4, le patin, vu de profil, en élévation.

Fig. 5, à plat, vu en dessus.

Fig. 6, à plat, vu en dessous.

Fig. 7, vu en bout, par derrière.

Fig. 8, vu en bout, par devant.

Fig. 9, le fer, vu à part, garni de ses deux boulons d'attache.

Fig. 10, 11, les boulons d'attache, vus, fig. 10, de profil, fig. 11, de face.

Fig. 4. *a*, le bois ou fût du patin. Ce fût est presque toujours en noyer, bien sec, bien de fil, bien sain; on ne doit le faire en noyer blanc, que lorsqu'on ne peut se procurer du noyer d'Auvergne. On peut encore, à défaut, prendre de l'orme tortillard, bien sec : dans un vieux moyeu de grosse voiture on trouvera un bois excellent pour faire des fûts de patin. On en voit quelques-uns en frêne, en érable; mais la préférence est due au noyer et à l'orme, pris dans le cœur.

Le fût doit être élégi de tous les côtés et adouci à la presle ou au papier de verre; plus il sera léger, plus il aura de mérite, pourvu toutefois que cette légèreté ne soit pas obtenue aux dépens de la solidité, de la force. C'est avec le bastringue, les râpes rudes et demi-douces, qu'il doit être contourné, puis fini et poli par les moyens connus.

Ainsi que cela est visible dans les figures 4, 7 et 8, le fût est arrondi en bateau par-dessous: le dessus n'est pas droit, le pied s'y poserait mal, il est élégi en *b b*, afin que le talon et la partie antérieure du pied s'y placent convenablement, et l'on réserve une bombure entre ces deux élégissements pour que la plante s'y pose aisément et que le pied touche partout.

La rainure ou encastrement dans lequel entre le fer doit être faite avec beaucoup de soin et de manière à ce que le fer n'y entre qu'en opérant une pression assez forte, sans qu'elle soit pourtant capable de faire éclater. La profondeur de cette rainure est indiquée par la ponctuée *c*, elle doit être de 5 à 6 millimètres (2 lignes) selon la force du patin. En général, nous ne donnerons aucune mesure, parce que, pour qu'il remplisse bien sa fonction, le patin, dans toutes ses dimensions, doit être exactement approprié à la grandeur du pied de celui qui doit le chausser : il ne doit être ni trop grand ni trop juste : c'est une condition de rigueur ; ainsi donc les mesures doivent varier avec la grandeur du patin. Le fer doit toucher au fond dans toute son étendue et surtout de l'avant et de l'arrière ; il est même prudent dans la première façon de ne faire porter le fer que par les deux extrémités, afin que lors du tassement du bois et lorsqu'on serrera les écrous des boulons d'attache, il finisse par porter partout.

On perce transversalement le fût de deux mortaises à jour *dd.* L'une sous la bombure qui répond à la plante du pied, l'autre sous l'évidement qui avoisine le dégagement de la pointe. Ces mortaises sont destinées à livrer passage aux courroies ou lanières de fixation dont il sera parlé plus bas. On les fait en perçant un petit trou avec une mèche de calibre, puis en faisant passer par ce trou une scie passe-partout, qui lui donne l'ouverture appropriée à son usage.

On voit dans cette figure 4 le fer *e* mis en place, et dont nous parlerons plus bas, et en *g*, une pointe en fer fixée dans le fût, et dont la fonction est de maintenir le soulier inébranlable en s'enfonçant dans la semelle.

Fig. 5. Le fût du patin vu en dessus: les mêmes lettres indiquent les mêmes objets. Sur cette face on voit le haut de la volute du fer *e*, vu de face, fig. 7 et 8; les deux trous *ff*, évasés et destinés à recevoir toute l'épaisseur des écrous *f' f'*, fig. 9, des boulons d'attache vus séparément, fig. 10 et 11, et cotés également *f*, dans toutes les figures. On y voit également la pointe *g* et les deux trous *h h*, servant d'écrous aux vis dont il sera parlé plus bas, lorsque nous en serons à la fixation du soulier sur le patin.

Fig. 6. Le fût du patin, vu en dessous, avec le fer en place. Cette partie étant arrondie permet de voir les mortaises dd de la fig. 4, et le dessous de la tête des boulons d'attache ff, fig. 5, 9, 10, 11.

Fig. 7. Le fût du patin, vu en bout par derrière. On remarquera l'arrondi du dessous, et surtout la lame du fer e qui, par derrière, est beaucoup plus mince que par devant, ainsi que l'inspection de la fig. 6 le fera d'ailleurs bien voir; on remarquera également que cette lame est plus mince par le côté qui s'insère dans le bois, et plus large du côté du dos qui frotte sur la glace.

Fig. 8. Le fût du patin, vu par devant. Dans cette figure, l'élégissement bb antérieur est visible, le fer e est vu par devant, et les observations sur ce fer seront les mêmes que pour la figure précédente.

Fig. 9. Le fer e, vu à part et de profil. Ce fer ou lame doit fixer notre attention, car il est la cheville ouvrière, la pièce essentielle du patin. Il doit être forgé en bon fer doux; la mise d'acier est indiquée par la ponctuée e'; les faces latérales, ainsi que la face qui se cache dans la rainure du fût, doivent être dressées à la lime ou à la meule. On fera bien, ainsi que nous l'avons dit plus haut, de donner à cette dernière environ 1 millimètre (1/2 ligne) de cintre au

milieu de sa longueur, afin que les deux extrémités portent plus carrément au fond de la rainure. La cambrure qui s'élève au-devant du
patin, et qui n'a d'autre destination que de
chasser les pierres, les blocs de glace ou aûtres
choses qui pourraient entraver la marche du
patin, sera limée et polie. Cette cambrure, qui
prend parfois, lorsqu'elle est très élevée et ra-
battue en dedans, le nom de volute, est dans
certains patins d'une grandeur ridicule, évidée
comme un forceps. Ceux qui les ont ainsi contournées prétendent que cela leur donne *beaucoup
de grâce*, nous ne sommes pas de cet avis, mais
dans une affaire de goût, de fantaisie, il n'y a
rien à objecter : nous devons dire seulement que
les grandes volutes alourdissent le patin, que
dans certaines passes et changements de pied,
elles s'accrochent et sont causes de très-mau-
vaises chutes, parce que l'homme accroché par
les pieds tombe bien plus lourdement; et, qu'en
outre, ces grands fers inutiles accrochent les
voisins en passant; tous ces désagréments bien
réels peuvent balancer la grâce très-problémati-
que des grandes volutes.

Quant à la cannelure du dos, les avis sont par-
tagés à l'infini et presque tous contradictoires.
Pendant un certain laps de temps, la mode de la

cannelure double a régné : on la vantait fort, on disait qu'elle durait plus longtemps que la cannelure unique : qu'elle facilitait le mouvement du pied, lorsqu'il voulait faire mordre la carre intérieure ou l'extérieure : que l'arête du milieu, s'usant moins que les deux latérales, rapprochait le patin à double cannelure du patin hollandais qui n'en a pas, et n'avait pas les inconvénients de ce patin sans cannelure ; on donnait bien d'autres bonnes raisons qui n'ont pas empêché la double cannelure de passer de mode, à ce point que l'on n'en voit presque plus. Les partisans de la cannelure unique et profonde sont restés les maîtres ; mais leur règne n'a pas été exempt d'orages. Les patineurs hollandais, les belges, ont toujours tenu bon, et n'ont pas voulu de la cannelure : cette rebellion à l'entraînement n'était ni aveugle ni sans motifs : le fait est que la translation sur le fer plat ou légèrement convexe est plus rapide en ligne directe, les cannelés en conviennent eux-mêmes ; mais ils reprochent au fer plat plusieurs inconvénients qui méritent d'être pris en considération ; ils n'offrent point, disent-ils, de garantie contre les écarts qui sont très-dangereux ; ils exigent de la part du patineur qui pose sur les deux pieds, une attention soutenue pour que les pieds ne se rapprochent pas trop, et par suite de ce rapprochement ne soient cause de la perte de l'équilibre; et aussi pour que les pieds ne s'écartent pas trop l'un de l'autre, ce qui conduit à l'écart. Ils prétendent en outre que, quelles que soient l'adresse, la souplesse du patineur, il ne peut décrire des dehors bien ronds, bien réguliers, et qu'ils rendent la spirale presque impossible, ce qui est à leurs yeux un motif de rejet bien autrement important que les chutes et les écarts, motif qui est déjà pourtant bien raisonnablement important à nos yeux. Ils conviennent que la cannelure n'est pas parfaite ; *qu'il y a quelque chose à faire* ; mais que, telle qu'elle est, elle doit.avoir la préférence.

On voit que la question se complique et qu'il n'est pas facile de la résoudre au contentement de tous.

Un autre maître est intervenu, qui pourrait bien ne pas avoir tort, il a prétendu que les raisons données contre le patin hollandais qui est pourtant un bon patin, dit-il, étaient valables, et que les grands avantages attribués à la cannelure profonde étaient exagérés; ce qui signifiait que le patin hollandais était bon et que la cannelure était bonne aussi : que, seulement, le principe de l'un et de l'autre système avait été outré, et qu'en se tenant entre les deux extrèmes, en prenant un *mezzo ter-*

mine, un *juste milieu*, c'était la mode alors, on parviendrait à rencontrer la perfection. La cannelure creuse, dit-il, a ce grave inconvénient que les carres sont aiguës et tranchantes, qu'elles s'usent promptement, et que, surtout, selon l'habitude, *le tic* du patineur, elles s'usent tantôt plus à l'intérieur, tantôt plus à l'extérieur, ce qui est un vice radical qui prive le patin de son aplomb, fait perdre l'équilibre au patineur, et rend promptement le patin impropre à tout service. Que le patin hollandais privé de carres était impropre à l'arrêt spontané qui se fait en mettant un pied en travers et en faisant mordre la carre. Il a prétendu avoir trouvé le moyen de faire des carres très-vives, très-mordantes ; mais pas aiguës, pas facilement usables, et la concavité du dos de la lame de son patin a été faite si peu creuse qu'on ne pourrait, sans injustice, lui donner le nom de cannelure, et qu'un Hollandais lui-même ne renierait pas son fer.

Voilà un homme bien heureux ! il nous paraît avoir tranché la difficulté, et, quant à nous, nous lui avons l'obligation d'avoir été retirés d'un état oscillatoire qui nous rappelait, bon gré mal gré, celui de l'âne de Buridan.

Et en effet, sa lame étant plus étroite par le haut que par le bas avive nécessairement l'angle déjà avivé par la légère concavité du dessous. Cet angle tranchant, cette vive arête, n'est pas facilement usée, car elle n'est pas aiguë comme celle qui est le produit de la cannelure arrondie; elle n'entre pas autant dans la glace, mais elle y entre assez, et c'est tout ce qu'on peut demander : elle ne s'use pas aussi vite, parce qu'elle oppose au frottement une surface plus large, puisque le fond même de sa cavité doit toucher aussi. L'inspection des figures 7 et 8 fera comprendre ce que notre définition pourrait avoir d'obscur.

Pour en finir de suite avec ce qui concerne la cannelure, dont la cause doit être entendue maintenant, disons que l'auteur du procédé a trouvé le moyen de raviver ses carres, s'il arrivait qu'un très-long usage les eût arrondies; comme la lime n'y peut plus rien, puisque cette partie est trempée dure, sauf un petit *revenu* paille, il s'est fait des meules de grès, d'un très-petit diamètre, qui évident le dos de la lame comme on évide la lame d'un rasoir, et il polit et redresse avec une poulie à l'émeri. Par ce moyen, tant qu'il reste de l'acier sous son fer, le patin est conservé aussi bon que le jour où l'on en a fait l'acquisition.

Reprenons maintenant la fabrication du fer.

Lorsque la lame est bien dressée et que la concavité du dessous est faite, on la trempe. La qualité de cette trempe doit être déterminée par la qualité de l'acier; moins l'acier aura de bonté, plus il faudra le saisir lors de l'immersion; un bon acier ne sera pas autant chauffé, et l'eau n'aura pas besoin d'être aussi fraîche. Si l'acier a dépouillé blanc, comme il serait sujet à s'égrener sur les carres, ce qui serait un vice capital, on fera bien de le faire un peu revenir. Si l'acier n'a pas dépouillé et que d'ailleurs il soit corsé, il pourra être maintenu tel; parce qu'en thèse générale, plus il sera dur, mieux glissera le patin et plus il durera.

On fabrique des fers qui ne sont pas absolument plans sur leur longueur, mais bien légèrement convexes, comme si un long usage les avait usés par devant et par derrière; nous avons sur les figures 4 et 9 indiqué cette forme par la ponctuée $x\,x$ faite plus éloignée de la ligne droite qu'elle ne doit l'être dans l'exécution, afin qu'elle soit plus aisément remarquée. Ceux qui donnent cette bombure à la lame en dessous, reconnaissent qu'elle rend très-dangereux, sinon impossible, l'arrêt en levant la partie antérieure du patin et en faisant mordre l'angle d, fig. 12; mais ils soutiennent que cet arrêt n'étant pas bon, on doit l'abandonner et n'avoir en toute occasion recours qu'à l'arrêt en travers dont nous parlerons au § *Arrêts*. Ils prétendent, et en cela ils sont dans le vrai, que cette bombure $x\,x$ donne une grande facilité pour les pirouettes, sur les deux pieds, qui sont considérées comme impraticables avec les fers droits, (V. *Pirouettes*).

Il est bien entendu que cette courbure $x\,x$ ne dispense pas de la concavité longitudinale dont il vient d'être question.

Le fer trempé, reblanchi à la meule et à la lime, il s'agira de le fixer de manière à ce que, inébranlable dans la rainure, il garde invariablement sa position. Nous avons déjà dit qu'il devait entrer à pression forcée et égale sur tous les points de contact dans la rainure du fût; mais cela ne suffirait pas, il lui faut d'autres moyens auxiliaires de consolidation : ces moyens sont les boulons d'attache, fig. 10 et 11.

Figure 10 : le boulon d'attache, vu ici de profil, est fait en fer, il se pose à cheval sur la partie amincie de la lame, sur laquelle on le fait entrer de force, et lorsqu'il est en place, on perce un trou f'' qui pénètre la tête de part en part, et par conséquent la lame, et l'on fait passer par ce trou une goupille rivée qui fixe ce boulon après la lame. Ces deux boulons d'attache ainsi fixés et faisant corps avec la lame, on perce et on entaille le dessous du fût, ainsi qu'on le voit en f, fig. 6, et les têtes enfoncées dans les entailles et les affleurant, on consolide le tout au moyen des écrous $f'f'$, fig. 9, visibles en place, fig. 5; par ce moyen le fer est d'une solidité à toute épreuve. Ainsi se fait le patin.

Il est encore beaucoup d'autres manières de construire les patins: ceux destinés aux commençants auront la lame plus épaisse et moins large, afin que le pied mal affermi de l'élève novice ne soit pas aussi élevé au dessus du niveau de la glace, par ce moyen l'équilibre sera plus aisément maintenu. Certains fûts sont garnis d'un rebord en cuir fort, cloué sur les champs; mais dans les temps mous, ces cuirs s'avachissant, le patin-socle est d'un mauvais usage. L'introduction dans l'industrie d'une nouvelle et précieuse substance, le gutta-percha, sera-peut être un moyen de remplacer les fûts avec avantage et avec beaucoup d'économie. Le gutta-percha conserve, même lorsqu'il est dur, une souplesse que n'a pas le bois, il n'est point sujet à se fendiller et prend, lors de son ramollissement dans l'eau à 80 deg. centigrades, toutes les formes voulues; la rainure sera facile à faire, il suffira de chauffer la lame pour qu'elle s'y loge et y adhère, sans que pour cela les boulons d'attache soient supprimés, ils seront au contraire, comme maintenant, le complément obligé de la fixation.

Il ne nous reste plus maintenant, pour terminer ce que nous avons à dire du patin, qu'à nous occuper des moyens de le fixer solidement au pied.

Courroies.

On est presque généralement d'accord sur ce point, que le patin portant le soulier, et qu'on nomme *monture à la parisienne*, est d'un emploi désagréable ; peut-être le gutta-percha ramènerat-il cette mode qui n'a jamais bien pu prendre : ce qui nous porte à faire cette supposition, c'est qu'un des principaux reproches faits au patin-soulier, est la dureté du bois sur lequel le pied s'écrase, et l'avachissement des empeignes, après un service un peu prolongé. La patte à boucle qui est destinée à parer à cet inconvénient en servant à resserrer l'empeigne, lorsqu'elle devient lâche, ne remédie pas au mal, le pied est trop sanglé sur le cou-de-pied, qui en est coupé, et reste trop libre dans sa partie antérieure ; ce qui produit un ballottement très-nuisible. Ah ! si l'on trouvait le moyen d'adapter les lames solidement sous des souliers ordinaires, et qu'on ne fût pas obligé de se chausser avant de se lancer sur la glace, cela serait sans doute très-avantageux. Mais ce moyen n'est pas encore trouvé ; et il faut toujours apporter ses patins, ôter sa chaussure, la confier à un gardien, mettre ses patins, recommencer le même salamalec en sens contraire lors du départ. Peut-être aussi trouvera-t-on le moyen de supprimer le fût en le remplaçant par une tôle d'acier, bien moins épaisse, bien moins lourde ; c'est un avis que nous émettons, n'ayant jamais eu connaissance qu'on en ait essayé (1). Nous devons prendre les choses comme elles sont, et sans rapporter ici tous les moyens de fixation connus, *la garniture anglaise*, *le cothurne russe*, *les brides suédoises*, etc., nous en devons choisir un entre tous ; et pourvu qu'il remplisse convenablement les conditions voulues, il faudra bien s'en contenter.

La figure 12 représentant le pied chaussé de son patin nous servira à faire comprendre ce moyen de fixation, l'un des plus simples, puisqu'il ne nécessite que l'emploi de deux boucles et qu'on n'y rencontre pas ces anneaux qui coupent et déforment les lanières, non plus que ces boucles multipliées qui compliquent inutilement l'opération de chausser le patin. Opération qui semble toujours trop longue au patineur qui brûle de s'élancer à travers les groupes.

(1) Voir à la fin du paragraphe, que ce vœu que nous formions a été rempli par le *patin angevin*, qui sera décrit plus tard.

Disons d'abord que la pointe g, fig. 4, 5, est toujours bonne à maintenir, disons aussi que plusieurs maîtres patineurs sont d'avis de fixer en outre la semelle du soulier sur le fût du patin au moyen de deux fortes vis Japy, courtes et trapues, à tête plate et fraisée, qui pénètrent à travers la semelle au milieu du talon, à l'intérieur; et sur le devant, au ras de l'empeigne. La position de ces vis est indiquée dans la fig. 5, par les petits ronds concentriques h, h. Ces deux vis impriment leurs filets dans le bois, et la tête se noie dans l'épaisseur de la garniture du soulier qui n'en est nullement détérioré : par cette première précaution, qui pourtant n'est pas absolument indispensable, on acquiert un surcroît de certitude que le soulier fera corps avec le fût du patin, lorsque les courroies seront bouclées.

A bien dire tout le système représenté, fig 12, ne renferme qu'une bride et une courroie : a est la bride, b est la courroie. On peut à volonté mettre la bride la première, ou dessous, ce qui vaut mieux même : nous l'avons représentée en dessus dans la figure afin qu'elle soit plus visible et plus aisément comprise. La bride se met très-facilement, elle glisse dans la mortaise à jour d, fig. 4, et peut conséquemment être serrée en dedans ou en dehors du pied.

Quant à la courroie *b*, qui fait tout le tour du pied, elle est retenue au talon par deux bandes de cuir *c*, cousues solidement après la courroie et fixées sur l'arrondi du talon du fût, au moyen de clous ou de vis à têtes noyées, afin que rien ne fasse saillie et ne puisse accrocher. Les pointes sont dessinées dans la figure à demi-enfoncées pour qu'elles soient plus visibles. La courroie *b* glisse librement dans la mortaise à jour antérieure, ce qui permet à la boucle latérale extérieure *b'* d'opérer pression dans tout le pourtour du soulier, après le croisement qui a lieu à sa partie antérieure.

Ce système de courroie est très-simple, et opère une pression, une fixation telles que l'emploi des vis *h,h*, devient presque superflu.

Patin angevin.

Nous avons vu à Angers, pour la première fois, des patins sans courroies. Peut-être en a-t-on fait ailleurs ; mais comme rien ne nous l'indique, et qu'Angers, qui possède une école d'arts et métiers, peut bien, comme toute autre ville, avoir pris l'initiative de cette avantageuse découverte, nous ne voyons pas pourquoi nous ne lui en attribuerions pas le mérite, *à tout seigneur tout honneur*, c'est pourquoi nous nommons le patin que nous allons décrire, *patin angevin.*

Nous venons, en parlant des courroies, d'énumérer les inconvénients qu'elles présentent, nous formions des vœux pour qu'elles fussent supprimées. *O lapsus memoriæ*, il a fallu qu'un Angevin, entendant nos doléances, nous rappelât que lui-même jadis, en notre compagnie, faisait usage de lames mobiles qu'il apportait dans sa poche de côté et qu'il attachait sous ses souliers lorsqu'il voulait se lancer sur la glace. Et en effet, nous avions de longues conversations sur ce mode plus avantageux, dans lequel les courroies étaient fort maltraitées, parce qu'en serrant les pieds et arrêtant la circulation du sang, elles étaient cause que, malgré la violence de l'exercice, les pieds étaient engourdis par le froid. Maintenant que les souvenirs envolés sont revenus, avec un peu d'aide, présents et vivaces, nous allons donner la description de ces lames commodes, solides, peu embarrassantes à porter, et qui dispensaient le patineur de cette triste obligation de se garrotter les pieds.

La fig. 13 est la lame vue en dessus.

La fig. 14, la même vue en élévation, les ressorts ouverts.

La fig. 15, la même, les ressorts fermés.

La fig. 16, la même vue en bout par derrière.

Les lignes ponctuées *a* de la fig. 13 indiquent la position du soulier sur la lame *b*. Ces lames, faites comme celles précédemment décrites et pour la mise d'acier et pour la cambrure, et pour l'évidement de la concavité inférieure qui remplace la cannelure ordinaire, s'en écartent dans ce point seulement, qu'au lieu d'être maintenues dans le fût par les deux boulons d'attache, fig. 10 et 11, rapportés et goupillés, elles sont maintenues par deux tourillons *c c* faisant corps avec la lame, et du même morceau de fer. Ces tourillons sont filetés à leur partie supérieure et reçoivent l'écrou *d*, qu'on fait carré ou octogone ou de toute autre forme pourvu qu'il puisse être serré facilement.

Avant de mettre les écrous on ajustera les traverses *e e*, vues séparément, fig. 19 et 20, savoir, en élévation, fig. 19, et en plan par-dessus, fig. 20. Ces traverses seront faites avec de la forte tôle d'acier. On percera au milieu, le trou livrant passage au tourillon *c*, qui y entrera à frottement et sans ballotter dedans; ces trous trop agrandis seraient un défaut capital.

Ces traverses *e e* seront coudées par les bouts de manière à former un rebord de 5 ou 6 millimètres (2 lignes 1/2). Elles ne sont pas d'égale longueur, celle du travers du pied doit être plus longue que celle du talon, ainsi qu'on peut le remarquer dans les figures 13, 15 et 16. Quand les traverses seront trempées, on fera revenir au bleu foncé, afin qu'elles aient assez de flexibilité pour ployer sans se rompre ; une tôle de 2 millimètres (1 ligne) d'épaisseur sera suffisante. On leur donnera plus ou moins de largeur, selon la pesanteur de la personne qui doit se servir des patins.

On pourrait à la rigueur employer les boulons d'attache, fig. 10 et 11, fortement goupillés ; mais il est préférable de réserver à la forge les tourillons sur la lame elle-même faite toute en acier.

Ces traverses doivent virer librement sur les tourillons *e e*.

Fig. 14. Le fer vu en élévation : les mêmes lettres de renvoi indiquent les mêmes objets.

Fig. 15. Le même fer, vu également en élévation, avec les mêmes lettres indicatives. Cette figure est destinée à faire comprendre comment se placent les traverses *e e* lorsque, avant ou après avoir patiné, on ôte les lames d'après les souliers. On comprend facilement que ces lames mises à plat l'une contre l'autre, peuvent être enveloppées dans un mouchoir, être reçues dans la poche, sans causer aucun embarras.

Fig. 16. Le même fer vu en élévation en bout, par derrière, les traverses *e e* ouvertes et prêtes à recevoir le pied. Les mêmes lettres indiquent les mêmes objets.

Manière de fixer le soulier au patin sans fût.

Rien n'est plus facile que cette fixation : les traverses *e e* étant mises en croix sur le fer, les écrous *d* enlevés, on pose le soulier à plat sur la lame *b* et les traverses, on fait entrer les tourillons *c* dans des trous pratiqués en regard, à la semelle du soulier, et l'on remet les écrous en place en les serrant fortement. Le soulier est de la sorte fixé très-solidement : à l'intérieur par les deux écrous, à l'extérieur par les quatre rebords des traverses *e e*, deux devant, deux au talon.

Pour que les écrous *d* et le bout des tourillons *c* ne fassent pas, en dedans, une saillie qui blesserait le pied, on entaille en rond la garniture intérieure du soulier, assez profondément, pour que l'écrou soit noyé dans l'entaille. De plus, la longueur du tourillon fileté doit être calculée sur l'épaisseur totale de la semelle, des trépointes et autres garnitures. Dans tous les cas, si l'on pouvait craindre encore quelque saillie, il suffit d'une semelle mobile en fort carton ou en liège pour parer à tous les inconvénients; mais on est rarement contraint d'avoir recours à ce moyen facile. Comme on ne peut se servir de souliers fins, mais qu'il faut au contraire être solidement chaussé, pour que les souliers ne s'avachissent point dans le violent exercice du patin, on trouve toujours assez d'épaisseur pour noyer entièrement l'écrou.

On nous dit qu'il y a une variété dans ces lames rapportées : nous ne l'avons jamais rencontrée ; mais d'après ce qu'on nous en dit, nous en concevons une idée assez précise pour la dessiner et en donner l'explication.

Les figures 17 et 18 en donneront une idée très-satisfaisante.

Les tourillons *c* des figures 13, 14 ,15, 16, sont remplacés ici par les trous taraudés, fig. 17, cotés *ff*, recevant les vis à large tête adoucie sur le périmètre, représentées vues en dessus et en élévation par la figure 18. Ces vis pressent en même temps la semelle du soulier et les traverses élastiques *e e*. Comme les écrous *d*, elles doivent entrer dans une entaille faite dans la garniture du soulier.

Nous ne pouvons croire, malgré les assurances qu'on nous donne, que ce mode de fixation, ait autant de solidité que celui opéré par les tourillons fixes. Cependant, comme d'autres pourraient être

d'un avis contraire, et que nous n'avons la prétention d'imposer le nôtre à qui que ce soit, nous avons
dû faire connaître ce second moyen de fixation.

Patin à roulettes.

Il y a quelque trente ans, un fameux patineur,
haut de taille, bien bâti, le gilet-rouge de l'époque, Garcin, je crois, si ma mémoire, très-confuse
à l'encontre de certains noms propres, ne me
trompe point, trouvant que les jours de six degrés au-dessous de zéro étaient trop rares, pas-
saient trop vite; et que, souvent, il fallait attendre deux et même trois années, avant que le
théâtre de ses glorieux exploits fût assez solide
pour le porter, lui, ses émules et la brillante
galerie de la glacière et du canal Saint-Martin, eut
l'idée de construire des patins à roulettes, qu'il
baptisa *Cingars*, l'anagramme de son nom; à
l'aide desquels il pourrait, en toute saison, s'en
donner à cœur joie du bonheur de patiner, en
développant ses grâces. Il ouvrit un gymnase
destiné à l'enseignement et à la pratique du patin à roulettes, dans une petite rue du faubourg
Saint-Antoine. On nous a rapporté qu'à l'aide
de ces patins, il filait très-légèrement dans les
grands appartements parquetés et dans tous les

endroits dallés. Il nous serait impossible de donner une description exacte de ces patins, que nous n'avons pas vus, et nous croyons nous rappeler qu'il a été question, dans le temps, de chutes graves qui auront été cause que l'usage de la roulette des *cingars* n'a pas été adopté par les amateurs.

Depuis, souvent, soit à Paris, soit à Caen, sur les belles nappes de glace produites par les débordements du *Vic*, de l'*Odon*, de la *Seule*, et autres ruisseaux, affluents de l'Orne; soit à Blois, dans les prés Saint-Gervais, inondés par le Cosson; sous les arches des ponts Chartrains et Saint-Michel, entre les vieilles levées des reines Brunehaut ou Frédégonde, peu importe, les archéologues n'étant pas généralement d'accord sur ce point important; soit à Angers, sur la Maine, le beau bassin formé par la réunion de la Mayenne et de la Sarthe; soit à Orléans, sur la *Canche*, et derrière le *d'huit* du pont; soit en d'autres lieux, nous avons ouï parler des patins à roulettes; mais, toujours, par des témoins *de auditu*; et ce qu'on nous en disait pouvait seulement provoquer le désir de les connaître et non le satisfaire, car il y a une différence énorme entre des propos vagues et une description claire, précise, détaillée, pouvant servir à la reproduction matérielle de l'objet décrit. Nous n'aurions donc pu dire que quelques mots sur les patins à roulettes, suffisants pour constater leur existence, insuffisants pour mettre à même d'en exécuter, ou d'en faire exécuter par un ouvrier intelligent.

Et pourtant, il nous revient de temps à autre, depuis deux ou trois ans, des récits de rencontres faites, soit sur le bitume des boulevards, soit sur le macadam de la rue de Rivoli, soit sur les carrés de la place de la Révolution, de patineurs d'été, s'aventurant, une femme sous le bras, sur les surfaces unies, et y décrivant des dehors comme sur la glace. Dernièrement, à l'Opéra, dans une représentation du *Prophète*, on voyait des patineurs s'entrecroiser comme sur un canal glacé, et la représentation était si exacte, si parfaitement rendue, qu'un des patineurs faisait une chute brillante et retentissante; ce qui ne nous surprend pas; car la roulette est perfide, dit-on.

On nous disait que le goût du patin à roulettes se répandait peu à peu, et que l'étranger, surtout, en demandait aux constructeurs parisiens: nous avons donc dû nous mettre en quête, afin de tirer cette question à clair: question de haute importance dans un livre consacré au patin ; et nous avons été assez heureux pour rencontrer mieux même que nous n'osions le désirer, l'auteur, le fabricant, le démonstrateur du patin à roulettes : celui qui les vend à l'exportation, qui fournit l'Opéra, M. Legrand, breveté, rue des Jardins (Champs-Elysées), près la crèche de Chaillot, qui a bien voulu nous autoriser à publier sa description verbale et à reproduire ses dessins. A tout seigneur tout honneur, nous nous plaisons à lui rendre cette justice, qu'il y a mis toute la bonne grâce possible, et que c'est à lui que le public sera redevable de la connaissance claire et précise du patin à roulettes.

Nous laissons parler l'inventeur.

« Ces patins sont destinés à procurer le plaisir du patinage en toute saison. Ils offrent une sécurité parfaite aux commençants et ne présentent aucun danger de chute ; ils sont, du reste, gradués suivant le degré d'adresse de ceux qui les emploient.

» Fig. 21, 22, 23, 24. Elles représentent le patin des dames, des enfants et de ceux qui n'ont pas encore chaussé de patins.

» Ils se composent d'une bande de fer recourbée, *a b c*, presque semblable à celles qui garnissent les patins ordinaires à glace ; mais au point *a*, cette bande se bifurque, et les deux parties *a b*, *a c*, qui résultent de cette bifurcation, servent de point d'appui à deux essieux $d\,d$ qui traversent une paire de roues accouplées $e\,e$. Chacun de ces deux essieux est coudé deux fois à une extrémité f, et entre par un moraillon dans la bande en g, l'autre extrémité h, portant une partie taraudée, reçoit un écrou i qui fixe définitivement l'essieu et, par contre, la roue entre les deux bandes.

» La même bande bifurquée reçoit vers le haut du pied, au milieu, et sous le talon, trois morceaux de bois $k\,k\,k$, qui maintiennent l'écartement, et qui y tiennent au moyen de deux rivets chacun : ces morceaux de bois, tout en maintenant l'écartement, servent à fixer une semelle de bois et à l'exhausser suffisamment au-dessus des roues. Trois vis à têtes fraisées et noyées dans la semelle, servent à cette fixation.

» Au talon de la semelle on attache une talonnière en cuir $m\,n$, et à l'extrémité, un bout de pied en cuir verni, bordé par une bande de tôle et clouée sur le bois de la semelle. Enfin, un système de courroies, fixées au talon et passant au bout du pied, et une autre courroie, venant se marier à la première et passant sous la semelle, vient s'agrafer sur le cou-de-pied et maintient le patin au pied du patineur.

» Fig. 25, 26, 27, 28, 29. Elles représentent

le patin des hommes et de toute personne ayant l'habitude et qui sait patiner : il offre les mêmes avantages que les patins qui servent sur la glace.

» Ces patins ne diffèrent des précédents que par les roues qui sont simples au lieu d'être accouplées.

» Ces roues forment un T en coupe, et portent une partie renflée; ce renflement est percé d'un trou qui est traversé par un essieu semblable à celui des roues accouplées décrites d'autre part, et qui est rendu fixe et immobile comme il a été dit.

» L'extrémité de la bande bifurquée offre, à la pointe du pied, une autre différence qui consiste dans un enroulement d'un assez grand développement $o\,p\,q\,r$, et contribue à donner de la grâce à cet instrument d'un utile et délicieux plaisir.

» Il est évident que je fabrique ces patins de mille autres manières, que toutes les matières et tous les métaux peuvent entrer dans leur fabrication, que mes roues peuvent varier à l'infini, soit dans leur forme, soit dans leur montage; mais le principe dont je revendique l'invention et l'unique propriété, est celui des patins à roulettes, de quelque manière qu'elles soient faites et fixées.

» Je réclame donc l'invention et la propriété exclusive de tout système de patins se mouvant par moyens rotatifs, que l'agent de roulement soit des roues, des rondelles, des cylindres, des cônes ou des boules.

» Paris, le 21 août 1849.

» Signé LEGRAND. »

Nous devons ajouter que, dans le dessin de M. Legrand, l'échelle de proportion porte:

Patin de femme.

Diamètre de la roue, fig. 23. . . . . . 0^m.038
Épaisseur entre les deux bandes *a b a c*. 0^m.03

Patin pour homme.

Diamètre de la roue, fig. 28. . . . . . 0^m.059
Epaisseur au moyeu, fig. 27. . . . . . 0^m.024
Epaisseur de la jante, fig. 27. . . . . . 0^m.012
Fig 29, essieu du patin vu à part.

Nous aurions très-mauvaise grâce à élever aucune objection sur l'objet de la communication qui nous a été si généreusement, si gracieusement faite; le lecteur, s'il a lu attentivement ce qui précède, saura à quoi s'en tenir: nous pensons que s'il veut se procurer des patins à roulettes, ce que nous lui conseillons très-fort, il ne saurait mieux faire que de s'adresser à M.

Legrand, qui a l'expérience de cette fabrication, et qui, mieux que tout autre, sera capable de le satisfaire complètement. Il est très-probable que l'usage de ces patins se répandra de plus en plus. Il est probable aussi, qu'à part l'exercice amusant, les routes se perfectionnant, un temps viendra où le piéton en pourra faire usage, et faire en moins de temps un parcours considérable, avec moins de fatigue, peut-être ; ceci est conjectural, mais, dans l'état actuel des choses, la réalisation du patinage sur le bitume est un fait accompli, et c'est déjà beaucoup et plus que suffisant pour assurer à la fabrication de M. Legrand, une immense vogue.

Nous avons représenté, fig. 52, planche 4, des patineurs glissant sur le bitume d'un quai, montés sur des patins à roulettes.

Vêtements.

Le patineur ne devant être en rien gêné dans ses mouvements, ses vêtements ne seront ni trop justes ni trop larges, le paletot ne va pas très-bien, et, en général, on doit lui préférer la redingote courte, serrée à la taille par un double bouton et ne bridant pas les cuisses. Autant que possible, il faut une autre coiffure que le chapeau ; il ne tient pas assez sur la tête, et dans les secousses, il est sujet à tomber et à être alors lancé au loin par ceux qui passent près de vous : certaines toques, pourvu qu'elles ne soient point prétentieuses et ne sentent par la dorure ou le clinquant, ni le turc, ni le grec, ni le polonais, ni le charlatan, ni le militaire, devront lui être préférées : ce que nous en disons est l'expression de notre goût personnel, et ne doit faire loi pour personne : cela concerne plutôt le goût que le patinage, cependant, il ne faut pas qu'une coiffure ridicule ou mal affermie, détourne l'attention du patineur qui doit se porter sur ses pieds, sur la glace, sur les obstacles environnants, sur ses voisins qu'il peut rencontrer durement, ou dont il peut recevoir les atteintes. Un homme qui s'aperçoit que sa coiffure attire les regards et qui craint le ridicule, n'est plus à son aise sur la glace, et est sujet à des distractions dangereuses. La cravate ne doit pas être serrée ni empesée, afin que les mouvements du cou ne soient point gênés ; un cou raide n'est point favorable à l'équilibre : la tête, par sa pesanteur, a beaucoup d'influence sur le centre de gravité, un cou souple est une des conditions de l'équilibre. Le pantalon doit être en étoffe moelleuse, ni serré ni large, et l'on doit se garantir de la prétention aux mollets dessinés, aux bas des jambes fins et légers ; l'essentiel est que les mouvements des jambes soient parfaitement libres, et que, dans une *révérence* ou autre position, le pantalon remonte librement sans brider sur les genoux et dans l'entre-jambes. Les souliers seront souples, sans être ce que l'on nomme des *souliers fins*. Le pied y devra être à l'aise, mais maintenu ; car il faut que tous ses mouvements, ceux même les plus légers, soient transmis fidèlement à la lame du patin, lorsqu'il s'agit de le faire poser sur la carre intérieure ou sur l'extérieure, ce qui n'aurait pas lieu si le pied pouvait tourner dans le soulier.

On voit certains patineurs porter une cape à la crispin : elle fait bien, pourvu qu'elle ne dépasse pas les coudes. Somme toute, ce que nous disons n'est pas règle, ce sont simplement des conseils, et plusieurs patineurs expérimentés que nous consultons nous disent qu'ils sont bons à suivre.

Nous ne conseillons pas la ceinture, à moins qu'une mauvaise constitution du ventre n'en fasse une loi ; à moins que l'embonpoint de l'âge ne nous la prescrive. Il ne faut pas habituer le corps à ces forces d'emprunt, elles s'opposent à

ce que les organes acquièrent de véritables forces, et l'exercice perd alors une de ses plus heu-
reuses prérogatives.

Nous ne conseillons pas non plus l'emploi
des flanelles de santé, c'est une habitude sénile
qu'il faut prendre le plus tard possible, et même
ne pas prendre du tout si l'on peut, ce qui vaut
beaucoup mieux. Seulement le patineur peut
avoir un manteau ou autre vêtement chaud dont
il s'enveloppera lorsqu'il quittera la glace, et qui
conservera sa chaleur jusqu'à sa rentrée chez
lui.

L'équilibre sur la glace.

La première chose à faire quand on veut apprendre à patiner, c'est de s'habituer d'abord à
la *station* : celui qui voudrait se mettre de suite,
je ne dis pas à glisser ; mais même simplement à
marcher sur la glace, à moins qu'il ne soit doué
de prédispositions qui se rencontrent rarement,
paierait cher sa témérité, et de lourdes chutes lui
inculqueraient nos conseils un peu trop rigoureu-
sement. Les patins bien fixés aux pieds, ce qui se
fait de la manière indiquée par la fig. 30, pl. 2, on
se redresse sur les jambes qui ne doivent pas être
tenues raides, mais bien un peu fléchies, les genoux et les pieds un peu écartés et tant soit peu

en dehors, le corps penché en avant, la tête droite. On ne doit tenir dans les mains ni bâtons ni baguettes, les bras doivent être libres et prêts à servir pour équilibrer le corps sans s'en écarter beaucoup; et comme on ne pourrait rester long-temps dans cette position sans fatiguer considérablement, on peut patiner en avant et en arrière avec beaucoup de précaution.

Marcher.

On ne peut pas faire de grands pas, parce que la pointe du pied ne fléchissant pas sur le patin, qui doit toujours porter à plat sur la glace dans toute sa longueur, ne le permet pas. Les genoux seuls remplissent la fonction de la marche. La progression n'a lieu qu'en faisant porter le poids du corps sur une jambe, en faisant glisser l'autre en avant, en se donnant un petit élan pour apporter le poids du corps sur cette jambe avancée, et en avançant un peu, d'une longueur et demie de patin à peu près, cette jambe de derrière, qui tout à l'heure portait le fardeau à elle seule, et ainsi de suite. Dans cet exercice préparatoire, le patineur ne glisse pas encore, et ce n'est que lorsqu'il s'y sera suffisamment aguerri qu'il pourra commencer à se donner l'élan qui le fera glisser sur ses deux pieds et même sur un seul. Il est bon de s'habituer dès le commencement à partir indifféremment de l'un ou de l'autre pied.

Élan.

On ne peut point glisser sans l'élan, et il se donne de bien des manières. Chaque patineur a son mode et même plusieurs modes. Pour se donner l'élan, que l'on doit d'abord, dans les commencements, modérer autant que possible, car il pourrait arriver malheur au novice qui voudrait tout d'un coup faire une longue glissade, on rentre un peu la pointe des pieds en dedans, puis on jette le poids du corps en avant, par un mouvement de secousse, sur la jambe qui doit porter le corps pendant la durée de l'effet de l'élan; et, en même temps, on pousse cette jambe en avant, le genou ferme; simultanément, car ces mouvements sont connexes, l'autre pied donne une poussée à la glace. Ce mouvement doit être vif et le pied doit être relevé sur-le-champ et ne point traîner sur la glace. Si le patineur veut se tenir sur les deux pieds, il ramène de suite cette jambe qui a donné sa part d'impulsion, auprès de celle qui porte maintenant le corps, et il fait porter son poids sur ses deux jambes également.

S'il se sent assez fort sur l'équilibre pour se contenter de la jambe qui le porte, au lieu de ramener la jambe de derrière qui a concouru à l'élan, il la tient toujours en arrière , mais ne touchant pas à la glace, et la pointe du patin en étant distante de 10 centimètres (3 pouces) environ et le genou raide; car celui qui relèverait son pied en crochet vers le siège, ce qu'on désigne par le terme, *donner de l'éperon*, se priverait, pour le plaisir de prendre une position disgracieuse, d'un moyen puissant de conserver l'équilibre.

En supposant qu'on voulût partir du pied gauche, on jettera donc le corps sur la jambe gauche, que l'on fera passer en avant en poussant de la droite. Alors le pied droit qui fait la poussée, se trouvera en arrière, et quand on voudra rendre son concours plus puissant, on pourra tourner sa pointe un peu en dehors, faire mordre la carre intérieure, afin que, le point de résistance étant plus assuré, il soit possible, par un plus vigoureux coup de jarret, de seconder plus puissamment l'élan que donne déjà le corps jeté en avant sur la jambe gauche.

La position des bras dans ce premier élan n'est pas indifférente. Nous ne conseillons pas à celui qui commence, de les croiser fièrement sur sa poitrine ou de les tenir à l'anglaise derrière son dos, les bras doivent rester libres, les mains allongées. Les bras sont le balancier naturel, c'est avec leur aide que le patineur encore inexpert garde son équilibre. Il ne faut pas qu'il les tienne toujours étendus, ouverts, ils doivent pendre le long du torse, sans affectation, sans raideur, quelquefois un devant, un derrière, toujours prêts à s'étendre afin de ramener la pesanteur du côté où ils s'allongent; mais il ne faut pas de gesticulation, de mouvements saccadés, ni que le patineur cherche les poses académiques; on rit des *beaux Narcisses*, des *Apollons*, des *Adonis*; la plupart des braves gens qui se figurent représenter ces modèles antiques sont d'un grotesque qui fait peine à voir, car il est toujours attristant de voir des gens se donner gratuitement des ridicules, dans notre pays surtout, où un ridicule est une blessure mortelle.

Continuer en avant.

Quand l'élan est donné, et tant qu'il a de force, la progression a lieu; mais elle ne tarde pas à se ralentir et même à s'épuiser tout-à-fait, lorsque toute la force donnée d'abord est dépensée; il s'agit alors de la renouveler, cette force de [populsion. Pour cela, il ne convient pas d'attendre que tout l'effet du premier élan cesse, il faut se servir de ce reste d'impulsion pour en donner une plus forte par l'accumulation de la force dans la progression plus rapide qui vient en aide au maintien de l'équilibre. A cet effet, en supposant qu'on soit parti sur la jambe droite, on ramène la jambe gauche, tenue en arrière, un peu en avant, on jette le poids du corps sur cette jambe gauche en se donnant un nouvel élan qui est encore fortifié par la poussée que fait la jambe droite, qui reste suspendue en arrière ou qui est ramenée sous le corps comme il vient d'être dit en parlant du premier élan. C'est ainsi qu'aura lieu la progression non interrompue en avant.

Sur les carres.

Après s'être exercé longtemps à glisser devant soi en ligne directe, lorsqu'on est parvenu à ne pas douter de l'équilibre, et qu'on se sent fort sur son patin, il faut peu à peu s'habituer à filer sur les carres ; la progression devient alors plus facile. Le fer du patin a deux carres, l'une en dedans l'autre en dehors, de là, les noms *dedans* et *dehors* donnés aux diverses manières de se tenir sur le patin. Si, au moyen d'un mouvement de la cuisse, du genou et aussi des maléoles, vous faites porter votre poids sur l'angle intérieur de fer, c'est *un dedans* : si par un mouvement en sens contraire vous faites lever l'angle intérieur du fer, qui ne touche plus alors à la glace, et que l'angle extérieur seul se trouve chargé de tout votre poids et s'imprime dans la glace, c'est *un dehors*.

Dehors en avant.

Tous les patineurs s'accordent à dire que le *dehors en avant* est l'une des plus gracieuses allures. Il faut incliner du côté sur lequel vous glissez, la tête, le corps et la jambe ; l'autre jambe sera tenue élevée par derrière. Le dehors en avant peut être fait les deux pieds portant le corps, il prend alors le nom de *course hollandaise* : mais il vaut mieux ne le faire que sur un pied ; l'on a plus de force pour multiplier les élans successifs. Sans doute, on fatigue moins en portant sur deux pieds ; ou du moins, en commençant, on est porté à le penser, parce que deux pieds portant le poids du corps, l'incision faite dans la glace, qui est le plus puissant obstacle à la locomotion, est moins profonde ; mais on ne tarde pas à reconnaître qu'en somme totale les choses sont les mêmes. En effet, si l'incision est plus profonde produite par une seule carre chargée de tout le poids du corps, il n'est pas prouvé que les deux incisions qui sont le produit de la course hollandaise, ne forment pas un total égal en profondeur à celui du sillon plus profond produit par un seul patin ; le poids étant égal dans les deux cas, le résultat doit aussi être le même. D'une autre part, nous avons vu à l'article *station*, page 11, pourquoi cette attitude est plus fatigante que la marche, les mêmes observations sont à faire sur l'objet qui nous occupe, le dehors en avant sur ses deux pieds, à part ce qu'il peut avoir de désagréable pour l'œil du spectateur, doit être plus fatigant que pour le patineur qui change de jambe à chaque nouvel élan.

Les patineurs distinguent deux espèces de dehors en avant, les grands et les petits ; ceux dont nous venons de parler, sont les petits. Les grands dehors demandent un élan plus fort, qui se donne en courant sur la glace, les pieds en dehors et écartés, en fléchissant les genoux, le corps porté en avant, et en allongeant les pas autant que possible ; puis, lorsque cette course a acquis de la rapidité, on redresse les jambes et le corps, et on finit par glisser sur les jambes modérément rapprochées, ce qui permet de s'affermir sur l'équilibre ; on lève alors un pied en arrière et l'on glisse sur l'autre, puis on s'abandonne sur la carre ; mais il faut faire attention, car la chute est parfois la terminaison de ces grands élans. (V. nᵒˢ 31, 32, 33, 34.)

Dedans en avant.

On glisse en avant sur un pied en faisant porter le poids du corps sur la carre intérieure : ce pas se fait assez facilement, et il sert de moyen de transition pour passer d'une évolution à une autre. On décrit une spirale si l'on a assez d'élan en faisant porter le corps sur le pied qui doit tracer cette courbe. Assez ordinairement, on tient les bras tendus, les mains ouvertes, l'un élevé vers la partie antérieure de la tête, l'autre abaissé vers la jambe qui a donné l'élan; on continue à décrire des cercles nous ne dirons pas concentriques, mais renfermés l'un dans l'autre et se rapprochant toujours d'un point déterminé d'avance dans l'imagination, qui est l'œil de la volute des architectes. La même spirale serait décrite en sens contraire, si on avait fait un dehors sur l'autre pied.

Tous ces mouvements peuvent se démontrer fort aisément sur la glace, quand le maître exécute devant l'élève : il est douteux que les ressources du langage et même du dessin puissent en donner une idée claire et précise. Nous faisons des efforts incroyables de démonstration, tout en ayant peu de foi dans l'efficacité de nos enseignements. Certaines poses, certains mouvements échappent à toute description. Ces réflexions, le lecteur les aura faites avant nous; nous ne les mettons ici que pour faire preuve que nous ne nous faisons pas illusion à cet égard : nous n'avons pas la prétention pour cette partie de notre travail de faire mieux que nos devanciers, et de faire comprendre ce qu'ils ont, comme nous, laissé dans l'obscurité.

Glisser en reculant.

Quand on voudra glisser à reculons, on tournera les pieds la pointe en dedans, le corps et la tête postés verticalement, on fait ainsi plusieurs petits pas en arrière pour se donner de l'élan. Bientôt, lorsque l'élan sera suffisant, on s'abandonnera à glisser sur les deux pieds, et pour prendre de l'élan on rapprochera les deux pointes l'une vers l'autre, sans qu'elles se touchent néanmoins; puis, lorsqu'on aura un peu glissé, on tournera ces pointes en dehors en rapprochant les talons qui ne devront pas non plus se toucher; on recommencera à porter les pointes en dedans et les talons en dehors, et ainsi de suite, en décrivant sur la glace une filée de rhombes très-allongés, arrondis sur les angles.

Puis, après avoir plusieurs fois répété cet exercice, et lorsqu'on sentira qu'on a pris de l'habitude et de l'aplomb, on essaiera à faire porter tout le poids du corps sur une seule jambe en relevant l'autre en arrière.

Certains patineurs, lorsqu'il s'agit de commencer la course en arrière qui sert à donner l'élan, inclinent le corps et la tête en avant, et se redressent lorsqu'ils commencent à glisser. Quand on pose sur les deux pieds, c'est à l'aide d'un balancement alternatif des hanches, peu senti, presque invisible, qu'on aide à la translation rétrograde.

Dehors et dedans en arrière.

Dès qu'on aura pris l'habitude de glisser en arrière sur les deux jambes, et même sur une seule, et qu'on se sera habitué à faire les *révérences* dont nous parlerons plus bas, on pourra faire les *dedans* et les *dehors en arrière* : Commençons, non pas par décrire, ce mot serait trop ambitieux, mais par parler du *dehors en arrière*.

Cet exercice passe pour être très-difficile, et cependant, plusieurs commençants le pratiquent sans beaucoup d'efforts ; c'est ce qui nous a déterminé à en parler de suite. Quand il est exécuté sur la carre, le corps bien renversé, il a le don d'attirer les regards de la galerie; mais il faut qu'il soit fait hardiment et sans tâtonnemens. Pour le bien faire, le patineur doit se lancer en arrière sur les deux pieds, la tête tournée vers l'épaule, comme s'il voulait voir par-dessus le point où doit aboutir sa volute. S'il veut tourner à gauche, l'élan pris, il doit tourner le visage à gauche et lancer vigoureusement son pied droit derrière lui, afin d'ajouter encore à la force d'impulsion de l'élan, et, instantanément, faire porter le poids de son corps sur la carre gauche du patin. Dans cet exercice, les jambes seront tendues, ainsi que les bras, celui du côté de la jambe qui porte le corps élevé, la main ouverte, à la hauteur de la tête, l'autre abaissé, distant, mais parallèle à la jambe gauche étendue et levée. Quand la circonférence se décrit, la tête doit changer de position, elle était à gauche lors de la prise d'élan, les yeux doivent maintenant se tourner du côté où se trouve le point présumé où la volute doit se terminer. Quand on veut changer de jambe avant que le dehors en arrière soit terminé, il faut opérer prestement le changement avant que la force de l'élan ne s'amortisse tout-à-fait.

Le *dedans* en arrière ne peut être suivi sur les deux jambes à la fois. On éprouve de la difficulté pour l'élan, et aussi à garder longtemps l'aplomb sur la carre.

L'élan se prend à peu près de même que pour le dehors en arrière, c'est-à-dire, qu'on poussera le corps jeté en arrière porté sur les deux patins parallèles ; l'élan donné, on enlèvera une jambe en s'affermissant sur l'autre qui glisse, les bras dans la position indiquée plus haut, et le corps penché en avant. Le changement de jambe doit s'opérer rapidement, on jette en arrière la jambe qui glissait ; mais avant de l'élever et dans le même instant, avant qu'elle ne quitte la glace, on s'en sert pour nourrir l'élan : ce mouvement ne doit point être apparent à l'extérieur. La position des bras varie souvent dans ce dehors selon le caprice de l'exécutant ; ils peuvent s'élever tous deux du côté que l'on quitte, tandis que la figure est tournée vers le point où l'on va. Tout dépend de la volonté ou de l'aplomb du patineur ; quand il est assez sûr de son équilibre pour n'avoir point besoin de ses bras pour lui servir de balancier, il leur donne la place qu'il juge convenable : il les croise sur sa poitrine, derrière son dos, ou pose ses mains ouvertes sur ses hanches, les pouces d'un côté, les quatre doigts de l'autre, en avant ou en arrière selon le plus de commodité qu'il trouve à placer ainsi les mains ; mais plus ordinairement les pouces en arrière. (V. N°s 35, 36, 37.)

Arrêts.

L'arrêt a lieu lorsque la force est dépensée : cette sorte d'arrêt n'est que trop fréquente au gré du patineur qui est obligé de faire des efforts pour l'éviter ; aussi n'est-ce pas de cet arrêt que nous voulons parler ; mais de l'arrêt instantané, volontaire. Souvent il faut s'arrêter sur-le-champ, devant un obstacle, devant un trou, devant un passant qui vient à votre rencontre, le dos tourné et qui ne vous voit pas, et pour que vous-même vous n'alliez pas vous jeter sur celui qui, lancé, coupe la ligne que vous parcourez. Assurément, on évite bien des rencontres, bien des obstacles en les tournant par une courbe à rayon plus ou moins grand selon le besoin ; mais il faut pour cela que l'espace vous le permette , très-souvent il faut s'arrêter court et même reculer promptement en s'arrêtant : il y a donc deux arrêts, l'arrêt en devant, l'arrêt en arrière.

Il y a deux manières de s'arrêter ; la première, la plus connue, la plus simple, en levant la pointe des pieds et faisant porter tout le poids du corps sur l'angle postérieur de la lame du patin ; cet angle s'enfonce dans la glace, et l'arrêt est presque instantané, à moins que l'élan ne soit très-récent et dans toute sa force : alors, pendant une seconde ou deux, le fer laboure la glace. Il convient pour faire bien comprendre cet arrêt, de se reporter à la figure 12.

Lorsque, pour s'arrêter court, le patineur lève la pointe de ses pieds, tout le poids du corps se porte sur l'angle d des lames des patins. Dans cette position, la base d'équilibre, au lieu d'être de toute la longueur de la lame, se trouve circonscrite à ce point d, et le centre de gravité se trouve considérablement rejeté en arrière. Il faut donc qu'en même temps qu'il lève la pointe des pieds, et pour qu'il ne tombe pas le dos à plat sur la glace, que le patineur jette promptement son corps, sa tête et ses bras en avant afin de ramener le poids de ce côté. La position du patineur coté 38, pl. 3 dans le dessin, fait voir l'attitude de l'homme dans l'arrêt. On conçoit que plus l'angle d sera rejeté en arrière, ou, en d'autres termes, plus la lame du patin sera prolongée en arrière, plus le corps devra être projeté en avant, pour que l'équilibre soit conservé. De même que plus cet angle sera rapproché vers la pointe, c'est-à-dire s'il se trouve à la ligne ponctuée d', moins le patineur sera obligé de projeter son corps en avant pour s'épargner la chute sur le dos. Un bon fabricant de patins doit calculer quel est le point le plus sûr : car cet angle trop rapproché de la pointe aurait le grave inconvénient que le moindre obstacle qui viendrait à soulever la pointe du patin à l'insu du patineur, le jetterait infailliblement sur le dos. Ce trop grand rapprochement vers la partie antérieure du patin offrirait aussi un grave désavantage, c'est que lors de l'emploi des lames basses et épaisses que nous avons conseillé aux commençants d'adopter, le fût pourrait toucher à la glace par l'extrémité du talon ; et, alors, l'arrêt serait manqué et le patineur tomberait, ou glisserait encore en avant pendant quelque temps. Il convient donc, comme nous venons de le dire, d'adopter une juste mesure, et nous pensons que celle que nous avons indiquée ne s'écartera pas de beaucoup de celle qu'il convient de donner à cette partie de la lame.

Si les patins étaient construits comme il s'en rencontre beaucoup qui ont la lame très en avant et qui sont même un peu arrondis en arrière, sur et en avant de l'angle *d*, il faudrait opérer l'arrêt par un moyen autre que celui que nous venons d'exposer, et avoir recours à l'un des pieds subitement posé en travers de l'impulsion donnée, et en faisant mordre une des carres. Cette façon d'arrêt s'emploie plus communément pour l'arrêt en arrière, mais peut aussi avoir lieu par devant, et dans les deux cas son effet est plus prompt. Pour faire cet arrêt en arrière, il ne s'agit que de baisser promptement le pied qui est en l'air, le faire porter en travers sur la glace, à la distance de trois ou quatre décimètres (11 ou 14 pouces), en faisant mordre une des carres. Le corps se porte naturellement sur ce pied et tout recul est impossible. Quand on glisse sur les deux pieds, on en lève un que l'on place derrière, en travers, on jette le corps sur le genou de devant un peu fléchi et l'arrêt est solide. (V. n°s 38, 39, 40).

Révérences.

Notre intention n'est pas de nous occuper séparément de chacune des mille et une postures que le patineur peut prendre en glissant, et auxquelles on a donné des noms qui varient tous les dix ans, tantôt empruntés à la mythologie, tantôt aux acteurs à la mode, tantôt aux souverains régnants, tantôt à la géométrie, etc., etc. Les principales attitudes seront comprises dans nos dessins, mais quelques-unes sont tellement connues et leur nom est si bien fixé que nous ne pouvons nous dispenser de leur consacrer quelques mots; ainsi sont *les révérences, les pirouettes, les renommées, les croisés, les sauts.*

La révérence. — On en connaît trois sortes : la plus commune, deux *dedans* faits simultanément un en avant, l'autre en arrière. La *ligne droite*, la *renversée*, composée d'un *dehors* des deux pieds. Dans la révérence commune, l'élan préalablement donné comme si l'on devait partir sur un pied en ligne directe, on abaisse le pied de derrière, et on le fait porter sur la glace plus particulièrement par le bout, le talon n'appuyant pas, les pieds presque entièrement sur la même ligne, mais les pointes tournées cependant un peu en avant, le corps un peu incliné du côté où vous mène l'élan, les jambes écartées, les genoux fléchis, les bras à volonté, assez souvent faisant le pot à deux anses sur les hanches, la figure droite. Cette révérence décrit une courbe en avant, dont le centre est déterminé par l'inclinaison des pieds; moins les pointes seront écartées, plus la portion de cercle sera restreinte. (V. N° 42.)

. *La révérence en ligne droite* est plus difficile, en ce sens qu'il faut que les pieds soient postés la pointe absolument en dehors, tous deux sur la même ligne, ou du moins sur la parallèle; le corps droit entre les deux pieds, et la poitrine un peu jetée en avant. (V. N° 41.)

La révérence renversée ne peut être faite que par des danseurs qui ont pris de longue main l'habitude de tourner leurs pieds, comme le faisaient si aisément Mazurier et Debureau, le corps est maintenu droit et le patineur décrit une portion de cercle dont le centre serait derrière son dos, plus ou moins loin, selon qu'il peut plus ou moins tourner ses pointes en arrière. Des flèches indiquent la courbe des trois révérences.

Pirouettes.

Les pirouettes sont souvent employées pour terminer ces grandes volutes que le patineur trace sur la glace, et il faut qu'elles semblent en être le complément indispensable. Pour y parvenir, on mesure la force de son élan de manière à ce qu'elle ne soit pas toute dépensée dans le tracé des grandes spirales du colimaçon, ce à quoi on parvient en faisant moins de cercles et en les rapetissant davantage à mesure qu'on se rapproche du point central qu'on s'est déterminé : alors on ramène par devant le pied tenu élevé par derrière, on le maintient au-dessus du patin qui fonctionne ; puis quittant la carre, et au moyen de la force de l'élan, on tourne sur la lame à plat, le corps tenu bien droit, les bras élevés, les doigts près des oreilles, ou bien posés sur les hanches, ou bien encore étendus. Quand on sent finir la force de rotation, on pose sur la glace le pied qu'on tenait suspendu au-dessus de celui qui servait de pivot, et qui sert à donner un nouvel élan pour passer à d'autres évolutions.

Tous les patineurs ne font pas leurs pirouettes sur le plat de la lame, comme nous venons de le dire, le plus grand nombre se sert de l'angle d, fig. 12 : pour tourner plus fixement et avec moins de danger, ils creusent dans la glace une espèce de cône ou crapaudine, dans laquelle s'opère le mouvement giratoire.

Certains amateurs de pirouettes n'attendent même pas qu'ils soient au centre pour en faire une ou deux pendant qu'ils décrivent leurs grandes spirales.

Si l'on veut pirouetter sur les deux pieds, ce qui est impraticable sur l'angle d, on y parvient très-aisément, si la lame n'est pas plane en dessous, mais est légèrement convexe, ainsi que nous l'avons indiqué par la ponctuée $x\,x$, fig. 4 et 9, et la pirouette a lieu sur le milieu de la longueur, au point de la flèche de la courbe.

Renommées.

On nomme ainsi diverses poses que le patineur prend en faisant un dedans en avant. La pose la plus ordinaire est de tourner la figure du côté où l'on va, et de tenir le bras de ce côté, élevé en avant à la hauteur de la bouche, comme si l'on tenait une trompette, l'autre bras placé à volonté, soit près de la cuisse levée, soit sur la hanche.

Pour faire la renommée en arrière, on ne change pas la situation. En général, le dedans en avant doit être grand et peu courbe. (Voyez les numéros 43, en avant , 44 et 45 en arrière.)

Croisés.

Les croisés sont des *dehors en avant*. Seulement pour reprendre l'élan, on fait passer devant celle qui supporte le corps, la jambe qu'on tenait suspendue en arrière ; puis la posant d'aplomb, on porte le corps dessus en lui imprimant un mouvement d'impulsion en avant, on relève alors la jambe sur laquelle on glissait avant le croisé, et, en la relevant, on donne une nouvelle impulsion en la poussant sur la glace lorsqu'on l'enlève en arrière. On se sert du croisé pour tracer un 8 sur la glace, il faut de l'habitude pour bien reprendre l'élan, on doit tenir les cuisses bien serrées et porter le corps en avant. (V. N° 46.)

Les sauts.

Il faut savoir quitter momentanément la glace qui nous supporte, soit pour franchir un obstacle, soit pour éviter une petite crevasse, soit pour changer promptement d'évolution. Cet exercice se fait en fléchissant la jambe, ou les jambes, si on glisse sur les deux, en les raidissant de suite, comme on pourrait le faire sur la terre, et en donnant une impulsion rotatoire au corps et aux bras, afin qu'étant en l'air, le corps tourne sur lui-même. Si on était porté par un seul pied, ce qui a lieu le plus communément, on doit faire en sorte qu'après avoir tourné en l'air on retombe d'aplomb sur la carre du fer du patin gauche, si l'on glissait sur le droit, lorsqu'on fait le saut, et *vice versâ*. On fera bien de s'exercer à faire ce saut également bien sur l'une et l'autre jambe. Si on a fait le saut dans la position du *dehors en avant*, on doit se retrouver, en retombant, dans celle de *dehors en arrière*. Il n'y a point de dessin qui puisse rendre ce mouvement rapide.

Nous n'avons plus rien de spécial à dire. On doit bien se figurer que le patineur sur la glace en apprend plus à son élève, je ne dirai pas en quelques mots, il n'a presque pas besoin de parler, mais en exécutant devant ses yeux, que ne pourraient le faire nos démonstrations verbeuses, contournées, entortillées, pénibles; ce serait bien le cas de dire ici avec le poète: *il faut des actions et non pas des paroles.* Nos dessins eux-mêmes, qui parlent aux yeux, qui sont d'un si grand secours dans les démonstrations techniques, ne remplissent point ici leur fonction accoutumée. On ne peut dessiner le mouvement.

Le plus habile peintre ne saurait nous représenter un homme tournant rapidement sur lui-même : son homme est bien dans la pose, mais ne tourne pas. Nous le répétons, ce n'est que sur la glace, les patins aux pieds, qu'on devient patineur. Quant à la manière de se prendre, de s'appuyer l'un sur l'autre, quand on veut patiner deux ou plusieurs personnes ensemble, nos figures en donneront une idée; rien n'est fixe et déterminé à cet égard. Pour ce qui concerne les trois et les *huit,* on les fait de plusieurs manières. On fait un 8 en avant sur un pied, par un dehors qui forme cercle entier, on change de pied par un croisé, et l'on fait un autre dehors croisé qui

termine le 8. C'est ainsi, et encore plus facilement, qu'on fait les *trois*. Il faut un peu se défier
des superbes récits qui se font sur la glace. On
vous dit qu'il y a des gens qui écrivent leur nom
avec les traces du patin. Nous n'avons jamais vu
pareil tour de force, et tous ceux qui nous en ont
parlé l'avaient entendu dire; aucun ne l'avait vu.
Nous avons donc dû ne parler de toutes ces pré-
tendues perfections qu'avec beaucoup de circon-
spection.

On entend beaucoup de choses quand on cause
patin avec un amateur passionné, et les noms
seuls des prétendus pas qu'on exécute avec le
patin font une assez longue nomenclature. Nous
parlerons d'après nos prédécesseurs de quelques-
uns. Les *olivettes* se font en se tenant deux ou trois
patineurs, bras dessus bras dessous, ce sont
tout simplement de petits dehors.

La *bouline hollandaise* se compose de grands
dehors en avant, les bras croisés sur la poitrine,
touchant presque au menton, le coude du côté
qui glisse poussé en avant, ainsi que le corps, ou
bien encore les deux mains dans les poches du
paletot ou de la veste à fourrures, en affectant le
mouvement d'un homme qui s'ouvre un passage
dans une foule compacte.

L'*Apollon*. On figure l'Apollon du Belvédère. Le

beau Narcisse a les mains sur la tête et semble se mirer dans la glace. Nous faisons grâce des autres. Les numéros 47, 48, 49 et 50, pl. 2, donneront une idée de quelques-unes de ces attitudes.

Chaîne de Berlin.

Une de nos connaissances nous dit qu'à son retour de Russie, passant par Berlin, elle a vu les patineurs exécuter sur la glace une évolution qui semblait leur causer un vif plaisir, attirait les regards de la foule des spectateurs, et était saluée de leurs bruyants applaudissements. Voici en quoi elle consistait :

Les patineurs, au nombre d'une vingtaine, plus ou moins, formaient, en se tenant par les mains, une longue file ; ils glissaient ainsi quelque temps en ligne droite, et, lorsque celui qui était en tête avait trouvé un emplacement qu'il jugeait convenable, il ralentissait la marche de la colonne, puis, décrivant une courbe, il communiquait ce mouvement giratoire à tous les autres. Au fur et à mesure qu'il avançait dans sa spirale, le mouvement général était accéléré, et lorsque, parvenu enfin à l'œil de la volute, il tournait sur lui-même en pirouettant, le mouvement devenait si rapide à l'autre extrémité de la file, que le regard pouvait à peine distinguer les huit ou dix derniers chaînons de la spire, qui semblaient emportés par un tourbillon magique. S'étant enquis du nom de cet exercice, on lui dit que c'était *la chaîne de Berlin*. Nous en donnons une idée dans notre dessin coté 51, pl. 2.

TROISIÈME PARTIE.

LE TRAINEAU.

Nous avons vu plus haut que le traîneau était un exercice passif; ajoutons que la saison lors de laquelle il peut avoir lieu, contribue pour beaucoup à le rendre très-salutaire. C'est à l'aide du traîneau que les femmes, les convalescents, les vieillards, les jeunes gens faibles ou ceux qui n'ont jamais pu monter sur le patin partagent les plaisirs de la multitude. On en fait de trois espèces; les premiers les plus généralement mis en usage, sont ceux sur lesquels trois ou quatre personnes s'asseient et que deux ou trois patineurs poussent sur la glace, ou qui sont tirés par un cheval ferré à glace. Leur construction peut être très-simple ; on fixe sous une planche deux bandes de fer dans le sens de la longueur du traîneau, relevant un peu par devant comme à l'extrémité d'un patin; on place sur cette planche un fauteuil ou une bergère, on l'y assujettit solidement, soit avec une courroie, soit par tout autre moyen et voilà le traîneau fait. Le goût, le luxe en multiplient les formes ; les uns représentent un char antique ; d'autres, un dauphin ; d'autres, une sirène, un crocodile, un phoque, etc ; mais leur usage n'en est pas amélioré. Ce qui est important, c'est de réserver aux patineurs qui poussent le traîneau ou le tirent, des points d'appui ou de prise commode, et que le support de ce traîneau ne forme point obstacle aux mouvements de leurs jambes : nous reviendrons sur ce sujet important en donnant la description des modèles que nous avons représentés dans nos dessins. Pour les traîneaux qui sont poussés à la main par la personne assise, on se contente souvent de mettre quatre clous à tête ronde et saillante, comme les clous à soufflets de forge, aux coins de la planche, et qui entraînent à moins de frais que les bandes en fer.

La seconde espèce de traîneaux est plus en usage dans la Hollande et autres pays septentrionaux. Quand l'hiver a durci les lacs, les canaux, les rivières, les habitants de ces contrées et même les femmes, montés sur leurs patins, tirent après eux de petits traîneaux chargés de provisions qu'ils transportent souvent en très-peu de temps à des distances considérables. Les Hollandais, nous a-t-on dit, ont inventé des bateaux qu'ils font filer à la voile sur la glace, à l'aide d'un grand fer qu'on ajuste dessous en forme de patin. On assure qu'avec ces bateaux-patins, ils font 60 kilom. (quinze lieues) en une heure. Cet exemple peut être suivi par ceux qui habitent le long des canaux et des petites rivières, ils peuvent par ce moyen aller visiter leurs amis éloignés, emportant avec eux le produit de leur chasse, ou les cadeaux qu'ils leur destinent.

Ceux de la troisième espèce sont en tout semblables à ceux de la première, à cette différence près qu'ils doivent être plus solidement construits et traînés par un ou deux chevaux. Ils servent à faire des promenades sur la terre, lorsqu'elle est recouverte de neige durcie ou de verglas. On en voit à Paris de très-élégants faisant le tour des boulevards; ils peuvent également glisser sur la glace ou sur le pavé des rues; mais, étant exposés à des chocs plus violents qui les feraient voler en éclats, ils doivent, comme nous venons de le dire être construits plus solidement que ceux qui ne doivent servir que sur la glace.

On fait aussi des petits traîneaux très-légers : une personne s'assied, armée d'une, mais plus souvent de deux piques; il faut de l'adresse et de la force dans les bras pour conduire convenablement ces traîneaux. On assure que ceux qui n'ont qu'un fer dans le milieu et sur lequel le conducteur se tient en équilibre filent bien mieux que les autres, et qu'une fois qu'on en a pris l'habitude ils sont beaucoup plus faciles à conduire.

La figure 53 représente un traineau à huit places : Deux places dans chaque fauteuil, deux places sur chacun des côtés du banc qui est au milieu. Ce traineau est ordinairement moins long, on supprime le banc en se contentant des deux fauteuils, ce qui en restreint l'usage à quatre personnes seulement. Dans ce dernier cas on se contentes des courbes o et on supprime les deux segments b qui n'ont d'autre usage que de servir de points de contact et d'appui, alors que les dimensions du traineau permettent d'y faire entrer le banc à dossier c qui reçoit, comme nous l'avons dit, quatre personnes posées dos à dos. On doit avoir bien soin en construisant ce traineau et lorsqu'on donne la courbure aux deux tringles en fer aa qui supportent tout le bâtis, de bien calculer cette courbure afin qu'elle ne puisse accrocher les pieds des patineurs qui pousseront le traineau ou qui l'attireront derrière eux. Pour parer d'autant plus à ce grave inconvénient, on fera suffisamment longs les bras d qui supportent les palonniers e servant à donner prise à ceux qui poussent. Ces palonniers devront être assez longs pour que quatre patineurs de front puissent y trouver place sans se gêner entre eux, deux saisiront la partie du palonnier qui se trouve entre les deux bras *d* et qui équivaut en longueur à la largeur du traîneau prise à l'extérieur ; le palonnier fera saillie en dehors de chaque côté, afin qu'à chacune de ses extrémités, le troisième et le quatrième puissent aisément se placer sans être gênés par les dossiers des fauteuils. Un ou deux patineurs suffisent lorsque le traîneau est petit ou peu chargé ; mais lorsqu'il s'agit de grands traîneaux chargés de beaucoup de monde, il faut ménager des places pour ceux qui veulent se mettre de la partie. *Plus on est de fous, plus on rit.* Les grands traîneaux font boule de neige ; assez ordinairement ils forment le noyau d'un rassemblement joyeux, et c'est à qui trouvera place pour sa main, soit pour pousser soit pour entraîner après soi.

La figure 54 offre la représentation d'un de ces grands traîneaux, le nombre de ceux qui poussent se trouve ordinairement circonscrit à quatre personnes ; quant à ceux qui tirent, le nombre n'en est pas déterminé. Outre les quatre que nous avons représentés, d'autres s'adjoignent par devant, soit à l'aide de mouchoirs, soit tout simplement en se donnant la main ; quand tout ce monde est lancé rapidement, il n'existe plus de

traction ; ceux qui étaient chargés de pousser ont
toute la peine du monde à suivre le mouvement,
et il arrive souvent qu'ils changent de rôle et
qu'au lieu de concourir à faire avancer le traîneau,
ils sont eux-mêmes, sans s'en apercevoir, entraînés
par l'impulsion générale. Cet exercice du grand
traîneau, soit qu'on le considère comme actif ou
passif, est très-amusant, le rire épanouit toutes les
figures, et les spectateurs eux-mêmes prennent,
sans y penser, leur part de cette joie communi-
cative et sympathique.

La figure 55 représente le traîneau hollandais.
Quand ce traîneau doit contenir plusieurs personnes, il ne faut pas songer à ne mettre qu'une lame
en dessous, c'est du moins notre avis. Une seule
personne peut, en se penchant convenablement et
alternativement à droite et à gauche, parvenir à
garder l'équilibre, plusieurs personnes ne le sau-
raient conserver, c'est ce qui nous a déterminé
à représenter le traîneau à voile porté sur deux
lames. Il va sans dire qu'on peut, à cet égard, donner à ces lames, arrondies en tringles, les formes
variées données dans les figures 53, 60, 61.
Ces fers qui supportent les traîneaux étant toujours d'aplomb, il faut bien se garder des formes
qui sont de rigueur pour la lame des patins, ici
les carres ne jouent aucun rôle, et les points de

contact arrondis sont les meilleurs ; des tringles remplissent parfaitement la condition d'un bon glissement.

Le mât peut être planté n'importe où ; mais sa place plus commode est au milieu de la longueur, ainsi que nous l'avons représenté. Ce mât est maintenu par le cordeau *a* attaché à la poupe, il supporte la vergue de la voile, le pilote tient dans chaque main les cordes attachées aux coins inférieurs de la voile, et c'est en tirant d'un côté ou d'autre qu'il fait virer la toile. La corde *a* passe dans une poulie : quand on veut baisser la voile on dénoue cette corde et on la laisse aller. Sur la proue est assis le conducteur *b* armé d'une perche dont les deux bouts sont garnis d'un pic en fer et qu'il tient en travers. S'il faut tourner à gauche, il laisse pencher le bout droit jusqu'à ce que le pic ayant pointé dans la glace lui donne un point d'appui, et alors en poussant sur ce point d'appui il opère le mouvement, et *vice versâ* lorsqu'il s'agit de tourner à droite. Il peut être d'ailleurs secondé par ceux qui sont sur le traîneau, qui peuvent aussi avoir des piques à leur disposition ; mais cela n'est pas absolument nécessaire, à moins que le vent ne faiblisse trop.

La figure 56 est un traîneau russe. Si on tenait absolument à son exécution, il faudrait lui donner un nom, car celui porté dans les albums russes est impraticable pour les bouches françaises, prononce qui pourra ce nom de Isvoschtschik, un véritable éternuement peut seul rendre cet amalgame de lettres. Ces traîneaux, tirés par des chevaux, doivent être très-solides, mais n'ont pas besoin de l'être à ce point de devenir lourds. Nous avons allégi dans notre dessin les lourdes charpentes russes; leurs traîneaux ont l'air d'être construits avec des troncs d'arbres.

La figure 57 est encore prise à la même source, le nom de celui-ci est plus abordable, c'est un Kibitki, il sert pour les voyages de long cours sur les fleuves glacés et aussi sur la neige épaisse et durcie.

Nous avons également pris aux Russes le petit traîneau, fig. 58, dans lequel un père promène ses enfants; l'amour des traîneaux est porté à ce point dans ce pays des glaces que les petits enfants tirent après eux un petit traîneau qui porte sans doute leurs joujoux.

La figure 59 représente l'inévitable montagne russe qui faisait fureur chez nous il y a une trentaine d'années, et dont le règne a été tout au plus décennal. En Russie, il se maintient depuis les temps les plus reculés, et durera sans doute indéfiniment; tous les peuples n'ont pas notre caractère inconstant, la *furia francese* passe vite pour toutes choses. Voici ce qu'on raconte de ces montagnes qu'on voit élevées l'hiver sur la Newa et autres grandes rivières. On s'abandonne sur la pente rapide ; et l'élan qu'on reçoit de la rapidité de la pente est tel qu'on est emporté au loin sur la glace. Cela est fort joli ; mais il faut revenir sur ses pas et remonter le haut escalier. Or, la peine de l'ascension paie bien, à notre avis, le plaisir de la descente, c'est du moins ce qu'on éprouvait à Tivoli et ailleurs. Il est vrai qu'on n'était pas lancé au loin. Peut-être, sur les lieux, découvre-t-on un plaisir particulier qui n'apparaît pas dans la pensée de ceux qui ne font que voir cet exercice sans le pratiquer.

La figure 60 donnera une idée du traîneau à la pique. Les formes de ce petit traîneau sont variées à l'infini ; le plus simple est composé d'une planche un peu plus longue que large, sous laquelle on met quatre clous à grosse tête. On perce quatre trous dans cette planche qui doit avoir trois centimètres (1 pouce) environ d'épaisseur, et on fait entrer dans ces trous les pieds d'une chaise ordinaire que l'on peut d'ailleurs assujettir à l'aide de cordes ou de courroies. L'homme assis sur la chaise, les pieds arcboutés sur la planche, prend deux cannes à pommes arrondies, et ayant au bout un clou aigu. Quand il veut s'élancer en avant, il pique ses deux cannes dans la glace, dans une position à peu près verticale; mais pourtant un peu inclinée, la pointe plus en arrière que la pomme : il penche le corps en avant et en jette le poids sur les deux bras, les mains appuyées sur les pommes ; une poussée prompte et vigoureuse le lance en avant avec rapidité. S'il veut augmenter la vitesse de la progression, il donne ainsi successivement à des intervalles rapprochés plusieurs coups d'éperon. Pendant qu'il file, ses cannes glissent sur la glace, et ce n'est que lorsqu'il veut renouveler l'impulsion, qu'il fait mordre les éperons, et que de nouvelles détentes de ses bras le poussent en avant.

Cette manœuvre exige de celui qui s'y livre, de la vigueur dans les bras, de la vivacité dans les mouvements. Sous le rapport hygiènique, elle est préférable au traîneau, car l'homme qui glisse ainsi, ne se refroidit pas sur son siège; l'exercice qu'il se donne facilite et provoque la circulation du sang : il a cet avantage que l'homme étant porté par le siège est affranchi de son poids, et que toute la force qu'il dépense est consacrée à la translation.

On doit concevoir qu'il peut s'arrêter sans

peine puisqu'il n'a qu'à projeter en avant ses deux cannes, et que les éperons piquant la glace procurent un arrêt facile. Il peut reculer par le même moyen avec la plus grande aisance, mais dans la marche rétrograde la fatigue est plus grande. Il tourne, incline à gauche ou à droite sans beaucoup se gêner; il n'a besoin pour cela que de frapper avec la main droite lorsqu'il veut incliner à gauche.

Les beaux patineurs jettent un regard de dédain sur ces légers véhicules, ils ont même pour eux de l'aversion; cela se conçoit, ils viennent quelquefois se jeter en travers de la plus gracieuse spirale; mais cette répugnance des beaux ne doit point faire négliger ce moyen de jouir d'un plaisir vif et salutaire, exposant à moins de périls que les dehors et les révérences:

La figure 61 donnera une idée d'une autre construction de ce même traîneau. Ici nous avons représenté l'homme armé d'une seule pique, encore bien que ce mode soit très-peu usité. Nous ne l'avons vu employé que deux fois, à Angers, à Paris, sur le canal Saint-Martin. Il faut beaucoup d'adresse sans doute pour conduire un traîneau avec un seul point d'appui. Dans les deux exemples que nous avons pu voir, et de loin encore, la pique était tenue entre les deux cuisses, le raisonnement, d'ailleurs, indique que cela ne peut guère être autrement pratiqué, puisqu'il faut que l'appui soit toujours pris sur la ligne médiane : il faut que celui qui emploie ce mode de translation ait la main bien sûre et le corps souple pour pouvoir donner l'élan en ligne directe. Il se peut qu'en se penchant à droite ou à gauche, il puisse, lors du coup d'impulsion, réparer l'erreur du coup de pointe. Pour tourner, nous concevons qu'il suffit de pointer à gauche ou à droite. Comme nous n'avons jamais pratiqué, comme nous n'avons, même, jamais été à portée de causer avec ceux qui se livraient ainsi avec un seul point d'appui, nous ne pouvons que faire des suppositions, que conjecturer. Celui qui voudra expérimenter sur la glace saura promptement à quoi s'en tenir ; il pourra toujours d'ailleurs avoir recours à la double pique dont l'effet est éprouvé et assuré.

APPENDICE

AJOUTÉ PAR L'ÉDITEUR.

COMPOSITION D'UNE SUBSTANCE

PROPRE A REMPLACER LA GLACE POUR PATINER ET GLISSER, PAR M. KIRK.

Cette invention a pour objet de composer une substance qui remplace la glace pour patiner et glisser, et qui consiste dans une grande surface continue, formée d'une matière ou substance solide, possédant les qualités de dureté et de ténacité nécessaires pour pouvoir patiner et glisser dessus.

Pour patiner, il est nécessaire que la glace factice soit composée d'une ou plusieurs substances assez dures et assez tenaces pour empêcher les fers des patins de faire des entailles trop profondes à la surface de la glace, et qu'elle soit assez unie pour que les fers y glissent dans la direction de leur longueur.

Cependant il ne faut pas que la dureté de cette glace soit telle que les fers ne puissent y faire aucune empreinte; ils doivent, au contraire, pouvoir y pénétrer légèrement, afin d'empêcher qu'ils s'écartent, et que le patineur puisse toujours glisser dans la direction de la longueur de ses patins.

Ces propriétés existent dans la glace naturelle ; il faut, autant que possible, faire en sorte de l'imiter.

La glace naturelle peut se former dans des circonstances différentes de température, soit de froid, d'humidité, de vent, etc., et par conséquent elle est, dans certains cas, formée subitement en corps dur et compacte, tandis que, dans d'autres, elle se forme plus lentement et progressivement en un corps moins dur et moins compacte, ce qui fait que, souvent; la glace naturelle est, dans un temps, très-différente de ce qu'elle est dans un autre ; malgré ces différences, on se sert de la glace naturelle pour patiner et glisser dessus.

De même, dans la composition de la matière que je veux lui substituer, on peut employer, dans certains cas, des ingrédients purs ou mélangés tout différents de ceux qu'on emploie dans d'autres cas, sans que, pour cela, elle ne puisse très-bien remplacer la glace naturelle pour patiner et glisser.

Les semelles des souliers dont on se sert pour

glisser sur ma glace artificielle peuvent être garnies de clous à tête ronde convexe.

Comme pour glisser il n'est pas nécessaire de pénétrer dans la surface, comme je l'ai dit plus haut, pour patiner, la substance que je veux substituer à la glace naturelle peut, si elle est uniquement destinée à cet usage, sans vouloir y patiner, être faite aussi dure qu'on le désire, c'est-à dire qu'on peut se servir même de métal poli.

Pour faciliter et prolonger la course du glissoir sur ma glace artificielle, on peut en incliner un peu la surface, et glisser de la partie la plus élevée vers la plus basse, en établissant, à côté, des marches pour remonter de cette partie basse vers celle plus élevée.

Quoique, pour patiner, on préfère généralement une surface horizontale et unie, cependant la substance que je substitue à la glace naturelle peut avoir une surface un peu inclinée, et même, dans certains cas, courbe ou creuse, si on le juge convenable.

Par exemple, une grande surface de glace de ma composition peut être posée de manière à ce que la partie centrale se trouve un peu plus basse que partout ailleurs, avec une pente de tous les points de la circonférence vers le centre, et formant un bassin d'une légère concavité.

Pour composer la substance que je veux substituer à la glace naturelle pour patiner et glisser, on peut employer différents ingrédients, soit purs ou mélangés, suivant les circonstances ; j'en forme une masse par la dissolution totale ou partielle, et lorsque, par ce moyen ou par tout autre, ces ingrédients purs ou composés se trouvent dans un état liquide ou semi-liquide, je les coule dans des moules et en forme des masses ou plaques qui, en refroidissant, deviennent très-solides, possédant les qualités que j'ai indiquées plus haut.

Je joins et cimente ensemble un certain nombre de ces plaques ou masses pour en former une grande surface continue.

Les ingrédients les plus convenables pour obtenir des plaques solides appartiennent principalement à la classe des substances chimiques appelées sels (qui sont composés d'un acide avec une base).

Je les choisis parmi les sels qui contiennent une grande quantité d'eau cristallisable, et qui sont susceptibles de se dissoudre ou se fondre par la chaleur.

Pour produire la substance que je veux substituer à la glace, il faut une grande quantité de matières : donc on prendra, de préférence, des ingrédients qu'on peut se procurer à bas prix; par exemple, l'alun cristallisé du commerce, avec lequel on peut incorporer de la graisse ou du lard pour le rendre glissant, ou les sels de soude qui sont bon marché, soit la soude dans l'état de carbonate cristallisé, ou de carbonate de soude, ou de la soude dans l'état de sulfate de soude cristallisé : ces deux sels contiennent une grande quantité d'eau de cristallisation.

On peut encore employer un mélange composé de sous-carbonate de soude avec du sulfate de soude, ou mêler de l'acide sulfurique, en quantité limitée, avec du carbonate ou sous-carbonate de soude ; les particules de ces mélanges qui se combinent avec l'acide sont converties en sulfate de soude, laissant d'autres particules dans leur état de sous-carbonate de soude ; lorsqu'on mêle ces particules, on obtient un composé qui ressemble plus ou moins à un mélange de sous-carbonate de soude avec du sulfate de soude, comme je l'ai expliqué.

Dans certains cas, on peut employer d'autres ingrédients que des sels ; par exemple, on peut faire fondre et couler du soufre pour en faire des masses en plaques, que l'on cimente ensuite ensemble pour en former une grande surface continue,

La substance appelée craie française, ou la stéatite en poudre, ou de la poudre de savon, peuvent être étendues sur la surface de la glace, pour diminuer le frottement du patinage ou du glissage.

Lorsque j'emploie de l'alun pour faire une surface glissante, je procède de la manière suivante :

Je prends 5 kilog. d'alun du commerce cristallisé que je réduis en petits morceaux ; je le fais fondre dans un vase en cuivre ou tout autre vase convenable que je place sur le feu ; quand il est liquide, j'y ajoute 24 grammes de sulfate de cuivre, pour lui donner la couleur de la glace, et environ 500 grammes de lard de cochon ou de toutes autres matières oléagineuses douces et sans couleur, pour la rendre glissante. Après avoir bien mêlé ensemble ces diverses substances je les laisse refroidir jusqu'à ce qu'elles deviennent semi-liquides, en ayant soin de remuer continuellement le mélange, afin que le tout soit bien incorporé.

Je coule ensuite dans un moule convenable, en métal ou autre matière, et j'en forme une plaque ou masse.

Ce moule peut avoir environ $0^m,5$ carrés et $0^m,02$ à $0^m,03$ de profondeur, ou toute autre forme et grandeur.

Je place sur ces moules, parallèlement et à des distances égales, cinq ou six morceaux de latte en bois mince, qui, étant entourés de la matière semi-liquide, s'incrustent dans les plaques ou masses qui se forment dans les moules; je laisse refroidir la matière dans les moules, qui, en refroidissant, se durcit et forme une plaque ou masse solide qu'on peut facilement en retirer alors.

Les morceaux de bois incrustés dans les plaques ou masses les renforcent et se trouvent dans la partie ou surface inférieure, parce que la surface qui se trouve au fond du moule est retournée et devient la surface supérieure de ma glace factice.

Après avoir coulé un certain nombre de ces plaques ou masses, je les couche les unes à côté des autres sur un plancher ou tout autre fond uni; ensuite je prends une partie de la matière préparée comme je l'ai dit ci-dessus, à l'état semi-liquide, que j'introduis entre le lit et les plaques ou masses, comme aussi entre leurs jointures, pour les faire adhérer au fond et les cimenter ensemble, et en former une surface continue et mince, propre à patiner et glisser dessus.

Je n'ai indiqué les quantités ci-dessus que pour faire connaître les proportions des différents ingrédients : elles peuvent être augmentées ou di-minuées selon la grandeur des plaques ou masses qu'on veut couler.

Si on le trouve plus convenable, on peut verser la matière semi-liquide sur le fond ou plancher de l'endroit où on veut placer la surface à patiner ou glisser, ayant soin, toutefois, d'y placer temporairement des bords convenables en métal, afin que la matière ne s'étende pas plus loin qu'on le désire.

Le coulage des matières ainsi versées sur le fond ou plancher peut avoir lieu par parties d'une étendue quelconque : elles s'adapteront ou s'appliqueront parfaitement sur le fond ou lit.

Chaque portion qu'on coulera ainsi se joindra et se cimentera exactement aux bords de celles coulées précédemment, ce qui formera une surface continue bien unie, qui constituera ma glace factice.

Ce mode d'employer de l'alun pour former une glace factice ne produit pas une surface aussi glissante que les sels de soude ; mais l'alun est moins sujet aux effets des influences atmosphériques que les sels de soude.

On facilite les moyens de patiner et de glisser sur ma glace factice en y étendant un peu de craie ou de stéatite en poudre, ou de la poudre de savon, surtout quand elle est formée d'alun.

Quand j'emploie du sous-carbonate de soude, je prends 5 kilog. de carbonate ou sous-carbonate de soude cristallisé, comme on le trouve dans le commerce, et, après l'avoir réduit en une poudre grossière, je le fais fondre par la chaleur dans un vase de cuivre ou dans tout autre vase convenable ; je continue à y appliquer la chaleur jusqu'à ce que, par l'évaporation graduelle de l'eau, elle ait perdu environ 1 kilog. en poids, c'est-à-dire environ le cinquième de son poids primitif ; ensuite j'y ajoute 24 grammes de sulfate de cuivre en poudre, ou une petite quantité d'indigo dissoute dans de l'acide sulfurique. Je remue bien le tout jusqu'à ce que toutes ces matières soient bien incorporées ensemble. Je laisse refroidir ce mélange, en ayant soin de le remuer continuellement jusqu'à ce qu'il ait acquis une consistance passablement uniforme, comme celle d'une crème épaisse ; puis je le verse dans des moules ou sur le plancher ou fond, comme je l'ai indiqué pour le mélange avec de l'alun, excepté qu'il est inutile, lorsqu'on emploie les sels de soude, d'y introduire les morceaux de bois recommandés pour renforcer les plaques ou masses ; ensuite je le laisse reposer, refroidir et durcir.

Je place ces plaques ou masses sur le fond ou

plancher comme les précédentes, et je les y fixe et joins ensemble à l'aide d'une portion de la matière préparée comme je viens de le dire, à l'état d'une crème épaisse, de la même manière que je l'ai indiqué pour celles formées avec de l'alun, et je forme aussi une grande surface continue qui remplace la glace pour patiner et glisser dessus.

Si j'emploie du sulfate de soude pour composer ma glace factice, je procède de la même manière que je viens de décrire pour l'emploi du sous-carbonate de soude.

Je prends 5 kilog. de sulfate de soude cristallisé, comme on le vend dans le commerce, que je traite comme je l'ai expliqué relativement au sous-carbonate de soude ; mais, si j'emploie un mélange de sous-carbonate de soude avec du sulfate de soude, je procède comme suit :

Je prends 2 kilog. et 1/2 de carbonate ou sous-carbonate de soude, et 2 kilog. et 1/2 de sulfate de soude cristallisé, que j'écrase et pile dans un mortier ; je mélange bien les deux sels, et je les fais fondre, par la chaleur, dans un vase en cuivre ou dans tout autre vase convenable, et je continue à chauffer jusqu'à ce que le mélange ait perdu, par l'évaporation, un cinquième de son poids primitif ; puis j'y ajoute environ 24 grammes de sulfate de cuivre, ou bien une petite quantité d'indigo dissoute dans de l'acide sulfurique, en ayant soin de bien remuer jusqu'à ce que tous les ingrédients soient bien mêlés et incorporés ensemble ; ensuite je laisse refroidir, remuant continuellement jusqu'à ce que la mixture ait acquis la consistance d'une crème épaisse.

Je la verse dans des moules ou sur le plancher ou fond, et je continue et termine l'opération comme je l'ai expliqué pour les procédés précédents.

Si j'emploie du carbonate de soude ou sous-carbonate de soude avec de l'acide sulfurique pour composer ma glace factice, je prends 6 kilog. de carbonate ou sous-carbonate de soude cristallisé, que je réduis en petits fragments ; j'étends ces fragments, en couches très-minces, sur des canevas tendus, placés dans une étuve dont l'air atmosphérique est chauffé à une température de 20 degrés centigrades ; je les y laisse exposés à cette température pendant plusieurs jours, ou jusqu'à ce que, par l'évaporation ou le dessèchement, ils aient perdu environ le cinquième de leur poids primitif.

Après avoir laissé refroidir, je les réduis en poudre fine dans un moulin convenable ou par tout autre moyen ; je passe cette poudre au tamis fin, pour en séparer tous les fragments qui, en passant par le moulin, n'ont pas été bien écrasés; je la mets ensuite, ainsi préparée et séchée, dans un grand vase en terre vernie, que je place dans une cheminée, pour que le courant en emporte le gaz acide carbonique qui s'en dégage lorsque j'y verse l'acide sulfurique, ce que j'effectue peu à peu et graduellement, ayant soin de remuer le sel avec une cuillère en bois, afin de bien le mélanger avec l'acide.

Comme il se produit une effervescence avec un dégagement copieux de gaz acide carbonique, il est nécessaire que le vase soit assez grand et assez profond pour retenir les ingrédients en effervescence, et empêcher qu'ils débordent.

La quantité d'acide qu'on y verse peu à peu est réglée de manière à prévenir ce débordement; cependant on répète cette opération du versement aussi souvent que l'effervescence le permet, remuant continuellement le mélange.

L'effervescence ou fermentation échauffe le sel en poudre, de manière à le réduire dans un état liquide ou semi-liquide.

Je continue cette opération jusqu'à ce que la quantité d'acide sulfurique versée dans le sel s'élève à environ 1 kilog. et 1/4 d'huile de vitriol ou acide sulfurique fort du commerce, soit environ un cinquième du poids primitif du carbonate de soude.

Toutefois, avant de commencer à le verser sur le sel pulvérisé, je mêle dans l'acide sulfurique environ 31 grammes de vitriol bleu, ou une petite quantité de bleu chimique (indigo dissous dans de l'acide sulfurique), pour donner à ma composition la couleur de la glace.

Je continue à remuer ce mélange après que la quantité d'acide nécessaire a été introduite, jusqu'à ce que la fermentation ait tout-à-fait cessé, et qu'en refroidissant, les matières aient acquis la consistance d'une crème épaisse.

Dans cet état, je verse la composition dans des moules, et je continue et termine l'opération par le même procédé que j'ai expliqué plus haut.

Comme le procédé que je viens de décrire en dernier lieu, celui de faire chauffer et sécher les sels écrasés, exige beaucoup de temps et d'espace, et que l'opération subséquente de moudre et tamiser les sels séchés est embarrassante, j'ai trouvé qu'on peut économiser des frais et du temps en procédant comme suit dans le traitement du sous-carbonate de soude avec l'acide sulfurique pour la fabrication de ma glace factice.

Je prends 6 kilog. de carbonate ou sous-carbonate de soude cristallisé, que je mets dans un

vase en cuivre plat ou dans tout autre vase convenable, sans qu'il soit exactement nécessaire de
l'écraser préalablement; je le fais chauffer pour
le faire fondre et le réduire en un état liquide,
en y ajoutant de l'eau: je continue à chauffer
jusqu'à ce que, par l'évaporation, ce liquide ait
perdu environ le cinquième de son poids primitif, en le remuant souvent, pour faciliter cette
évaporation; ensuite je verse cette matière liquide
dans un grand vase en terre vernie, bien profond,
dans lequel je laisse refroidir, ayant soin de la
remuer continuellement jusqu'à ce qu'elle ait
acquis la consistance de mélasse, puis je place le
vase dans une cheminée, par le tuyau de laquelle
le gaz acide carbonique peut s'échapper; j'y verse
peu à peu environ 1 kilogramme 1/2 d'huile de
vitriol fort ou d'acide sulfurique du commerce,
soit environ le quart du poids primitif du sel,
ayant, toutefois, mêlé, préalablement, dans cet
acide environ 31 grammes de vitriol bleu, ou
une petite quantité de bleu chimique, pour
donner à ma composition la couleur de la glace.

Je verse l'acide peu à peu dans le sel semi-
liquide, et je remue ce mélange continuellement,
pour bien incorporer le tout.

Comme il se produit une effervescence avec
un dégagement copieux de gaz acide carboni-

que, je règle les quantités d'acide que je verse à la fois, de manière à ce que les matières ne débordent pas par la violence de l'effervescence.

Cette effervescence échauffe les ingrédients et les réduit dans un état semi-liquide.

Après y avoir introduit la quantité d'acide nécessaire, je continue à remuer le mélange jusqu'à ce que l'effervescence ait cessé, et qu'en refroidissant les matières aient de nouveau acquis la consistance d'une crème épaisse; dans cet état, je les verse dans les moules, etc.

Je continue et termine l'opération par le même procédé décrit ci-devant.

Je dois faire observer que quoique la quantité d'acide sulfurique à employer dans les deux derniers cas ait été fixée à environ un cinquième du poids primitif du sous-carbonate de soude employé dans chacun de ces cas, on peut, néanmoins, y mettre une moindre quantité d'acide, par exemple un sixième du poids primitif du sous-carbonate de soude; mais, dans ce cas, l'opération de sécher le sel écrasé ou d'évaporer le sel fondu, comme je l'ai dit plus haut, ne doit être portée qu'au point où ces sels ont perdu un sixième de leur poids primitif.

On doit faire attention que l'acide sulfurique employé soit de l'huile de vitriol fort ou de l'acide sulfurique du commerce; car, s'il était faible, c'est qu'il contiendrait plus d'eau que ne contient ordinairement l'acide sulfurique fort du commerce; dans cas, on augmente la quantité d'acide dans une proportion produisant, en résultat, l'effet de la quantité d'acide sulfurique fort.

On porte le déchet produit par la dessiccation des sels écrasés ou l'évaporation des sels fondus au poids de cet acide faible, c'est-à-dire qu'on fait perdre au carbonate ou sous-carbonate de soude, soit par la dessiccation ou l'évaporation, un poids égal à celui de l'acide sulfurique plus faible qu'on y introduit.

Je recommande, en outre, pour la composition de ma glace factice, le carbonate ou sous-carbonate de soude traité avec l'acide sulfurique, par l'un ou l'autre des deux modes que je viens de décrire, de préférence à tout autre procédé.

Pour opérer d'une manière convenable, lorsqu'on coule la matière dans les moules, il convient de faire cette opération dans une cave ou tout autre local frais, et de la laisser dans les moules pendant au moins douze heures en hiver et vingt-quatre heures en été, afin qu'en refroidissant, les plaques ou masses aient acquis toute la dureté et la solidité nécessaires avant de les en sortir.

Lorsqu'on emploie des sels pour la composition

de ma glace factice, on doit avoir soin de la préserver de l'action de l'humidité après sa confection.

On peut la placer sur un plancher, pourvu que le bois soit bien joint et qu'il n'y ait pas de fentes entre les planches, pour empêcher l'accès de l'humidité ou de l'air à la surface inférieure de la glace.

Dans tous les cas, il est prudent de couvrir le plancher d'une feuille de plomb ou de zinc très-mince avant d'y placer ma glace factice.

Il n'est cependant pas indispensable que le lit de ma glace soit en bois: il peut être en plâtre étendu par terre, ou en pierre, ou en béton (composé de gros gravier mêlé avec de l'eau de chaux), ou en asphalte, comme celui dont on fait les trottoirs, etc.

Si ces lits sont impénétrables à l'eau, on peut y placer ma glace factice sans devoir les garnir, préalablement, d'une feuille de plomb ou de zinc; dans le cas contraire, cette feuille de plomb ou de zinc est indispensable.

J'établis ma glace factice dans un bâtiment ou endroit couvert frais, tant à cause de la fatigue qu'occasionne l'action de patiner et de glisser, qui rend, par conséquent, la fraîcheur agréable, que pour en préserver la surface; attendu que, étant composée de sels de soude, elle est très-sujette à effleurir dans des lieux secs, qui en font évaporer l'eau de cristallisation, ce qui couvre la surface d'une légère croûte d'une poudre blanche et d'un enduit salin, et si, par négligence, une pareille croûte se formait, on l'enlèverait au moyen d'un grattoir, et on nettoierait la surface avec un torchon mouillé, pour que cette croûte n'empêche pas de patiner ou glisser.

On doit avoir soin de prévenir, autant que possible, cette efflorescence, ce qui s'obtient en établissant la glace factice dans un endroit frais, parce que l'humidité atmosphérique, qui est en contact immédiat avec la surface, l'empêche.

J'humecte parfois ma glace factice en frottant sa surface avec un torchon ou une grande éponge mouillée dans une eau froide qui contient de la même substance dont elle est composée, autant que l'eau a pu en dissoudre, ou bien je mets du sel commun dans cette eau, ou un peu d'acide sulfurique.

L'action continuelle des fers des patins produit une poudre qui couvre légèrement la surface de ma glace, comme il arrive lorsqu'on patine sur la glace naturelle.

Comme la quantité de cette poudre n'augmente jamais, pendant le temps qu'on patine, au point de gêner les patineurs, il convient de la laisser sur la surface pendant qu'il n'y a pas de patineurs ni de glisseurs, afin de la couvrir en quelque sorte, et ainsi la garantir de l'effet nuisible de l'air sec, pour empêcher l'efflorescence.

Mais, pour la garantir plus efficacement, j'humecte légèrement cette poudre, et à cet effet je fais tremper, ou je mouille dans de l'eau froide, chargée de matière dont ma glace est composée, autant qu'elle en peut dissoudre, une grosse toile de canevas, de laine ou de poil, ou des nattes, comme celles employées par les jardiniers, ou pour couvrir les planchers, que j'étends ensuite sur la surface de ma glace, ce qui empêche l'efflorescence pendant le temps qu'on ne patine ni ne glisse pas, et, quand j'enlève cette couverture, je balaye la surface pour en ôter la poudre, et je l'essuie avec un torchon ou une grande éponge, comme je l'ai expliqué plus haut ; alors la surface est de nouveau propre à patiner et à glisser dessus.

Comme je l'ai dit, l'eau dont je me sers pour laver ou éponger la surface de ma glace factice est imprégnée d'une partie des matières dont ma glace est composée ; on peut y substituer du sel commun, dans la proportion de 1 kilog. de sel pour un seau d'eau, ou bien on peut faire dissoudre 1 kilog. de sel de Glauber (sulfate de soude) dans de l'eau chaude, et verser cette solution dans un seau d'eau froide pour en faire le même usage, ou bien encore on peut employer de l'eau dans laquelle a été délayé de l'acide sulfurique.

Comme le vent sec fait effleurir ma glace factice et que l'eau de pluie dissout sa surface, on doit avoir soin de la placer dans un endroit qui peut être fermé sur les côtés, afin d'empêcher le vent trop sec d'y arriver, et qu'on peut couvrir d'un toit pour prévenir les effets de la pluie.

Quand on est quelque temps sans se servir de ma glace factice pour patiner ou glisser, on couvre la surface de toile ou de nattes, comme je l'ai expliqué ci-devant, ayant soin d'entretenir cette couverture humide en l'aspergeant d'eau lorsqu'elle paraît se sécher, afin d'empêcher la sécheresse, qui produit l'efflorescence, sans cependant la mouiller trop, ce qui ferait dissoudre la substance dont ma glace factice est composée.

On peut aussi, dans le cas ci-dessus prévu, mettre sur ma glace factice une couche d'huile, de graisse de porc, ou de toute autre matière grasse douce, afin de prévenir le contact de l'air avec la surface; mais, dans ce cas, il est nécessaire de bien enlever toute la graisse avant de s'en servir de nouveau pour patiner ou glisser.

Je dois faire observer que, lorsque, dans la composition de ma glace factice, on a employé des sels de soude, elle est plus sujette à s'effleurir que quand on a employé de l'alun, mais ce défaut est corrigé en partie en l'établissant dans un endroit frais et en prenant les précautions prescrites ci-dessus.

Quand j'emploie de l'alun, ma glace factice est moins glissante que quand j'emploie des sels de soude ; elle est surtout très-glissante lorsqu'elle est composée de carbonate ou sous-carbonate de soude traité avec l'acide sulfurique, comme je l'ai indiqué.

Cependant il est des cas où il n'est pas nécessaire que ma glace soit excessivement glissante et où cet état est même nuisible, comme, par exemple, pour ceux qui commencent à apprendre à patiner et pour ceux qui glissent avec des souliers garnis de clous; si ma glace factice est posée sur un plan incliné, la pente supplée à ce qu'elle aurait de moins glissant, et on peut aussi patiner sur ces pentes.

Avant de verser ma glace factice (ou la matière dont elle est composée), étant dans un état semi-liquide, lorsqu'au lieu de la couler en plaques ou masses dans des moules on veut la couler directement par terre, dans l'endroit où on veut établir la surface à patiner et glisser, on marque l'étendue qu'on veut donner à la portion à couler par des barres de fer d'environ $0^m,03$ carrés, placées sur le lit et légèrement fixées, de manière à former une espèce de moule, ayant soin de lisser ou polir les bords intérieurs de ces barres, et de les graisser légèrement avec de l'huile, du lard ou autre graisse, pour que la matière n'y adhère pas trop, et afin de pouvoir les enlever après que la matière est devenue suffisamment dure et solide, et fortement adhérente au sol, sans déranger cette substance solide.

Les bords de la première portion ainsi coulée servent, pour ainsi dire, de moule à la portion subséquente.

A cet effet, on gratte ses bords, pour bien les unir et en ôter la graisse que les barres de fer auraient pu y laisser, afin que la portion qu'on coule ensuite y adhère de manière à ne former qu'un corps avec la précédente, et ainsi de suite pour toutes les autres, de telle sorte que ces différentes portions ne forment qu'une seule surface continue.

Lorsqu'on veut faire la surface de plaques ou masses coulées dans des moules, elles peuvent être posées l'une ou l'autre surface en dessus, indistinctement, et sont placées et fixées sur le lit de la même manière que les pierres lorsqu'on dalle, avec la différence qu'au lieu de mortier ou ciment on emploie de la même matière dont sont composées ces plaques ou masses dans un état semi-liquide.

On étend d'abord cette composition sur le lit, puis on y place des plaques ou masses, ce qui, en remplissant tous les vides qui peuvent se trouver entre le lit et les plaques, ainsi qu'entre les bords de celui-ci, qui sont cimentés avec la même matière, fait adhérer le tout ensemble de manière à ne former qu'une seule masse.

Dans le cas où les côtés des plaques ou masses sont sales, gras ou couverts d'efflorescences, on les gratte et mouille avant de les placer, afin que la matière servant de ciment y adhère mieux.

Après avoir ainsi disposé et placé cette matière solide soit de l'une ou de l'autre manière, j'en gratte le dessus pour enlever tout le ciment superflu et unir les inégalités que l'assemblage des plaques ou masses peut avoir produites, afin de former une grande surface continue et unie propre à patiner et à glisser.

Si, par l'usage ou tout autre motif, certaines parties de cette surface sont détériorées ou endommagées, ou fortement coupées ou fendues, je les répare en y versant une nouvelle portion de la matière dont elle est composée dans un état semi-liquide, de manière à remplir tous les trous et fentes pour rétablir la continuité et la régularité de la surface, ayant soin, toutefois, de gratter, élargir et nettoyer, préalablement, tous les trous et crevasses, afin d'avoir des faces fraîches avant d'y verser la matière semi-liquide.

Si toute la surface de glace factice est usée, je la recouvre, après l'avoir bien nettoyée, d'une nouvelle couche de matière semi-liquide, pour former une nouvelle surface propre à patiner et glisser.

En employant du soufre pour composer ma glace factice, je procède comme suit :

Je prends 5 kilog. de fleur de soufre du commerce, aussi pure que possible, que je fais fondre par la chaleur dans un vase convenable, tel que ceux employés communément pour fondre et raffiner le soufre.

Quand il est liquide, je le verse dans un moule sur lequel j'ai placé, préalablement, des lattes en bois, pour s'incruster dans la plaque ou masse formée dans le moule, afin de les renforcer, comme je l'ai décrit relativement à l'emploi de l'alun, ou je le verse en portion sur un lit, ainsi que je l'ai expliqué antérieurement.

Le reste de l'opération se fait comme pour les autres modes.

Le soufre peut être exposé à l'air, et il devient plus glissant quand on y répand un peu de craie en poudre; mais ma glace factice est toujours plus glissante quand, dans sa composition, j'emploie des sels de soude.

Toutefois, comme je l'ai déjà fait remarquer, on peut y remédier en posant la glace factice sur un plan incliné.

Dans le cas où je désire avoir une surface en métal poli, pour y glisser avec des souliers garnis de clous, je prends des plaques ou feuilles de zinc, fer ou acier, dont je fais une espèce de sentier, les plaçant l'une à la suite de l'autre, en joignant bien exactement les bouts, à l'aide de pièces de jonction fixées à la partie inférieure des feuilles, exactement sous les jointures, et que j'attache fortement aux deux feuilles ou plaques par des rivets à tête perdue, pour que la surface supérieure soit parfaitement unie.

Je polis cette surface, qui est maintenue dans cet état par les glisseurs.

Je place mes feuilles de métal sur des supports en bois convenables, ou sur un fond de bois en forme d'auge longue et plate, un peu incliné dans sa longueur.

Pour que les glisseurs restent bien au milieu de mon sentier et ne dévient pas contre les bords des auges, je donne à mes planches ou feuilles une forme plus ou moins concave, de manière à ce que le milieu soit un peu plus bas que les côtés (1).

(1) Nous donnons le Mémoire de M. KIRK sans y faire aucun changement, parce que nous pensons ne devoir rien laisser ignorer au lecteur de ce qui, à notre connaissance du moins, a trait au patinage. Nous n'avons pas été à même de voir et d'essayer; ainsi nous laissons à l'inventeur la responsabilité.

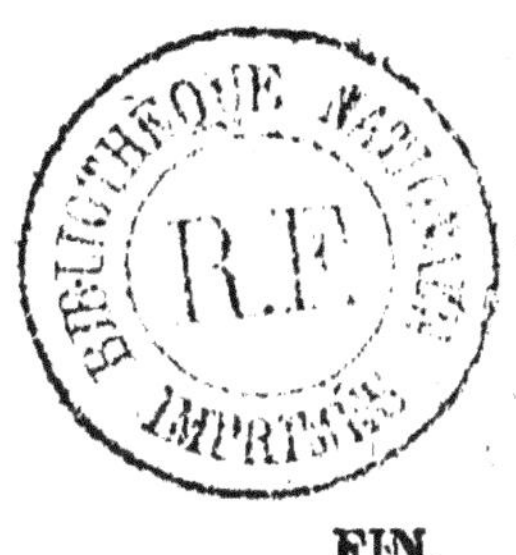

FIN.

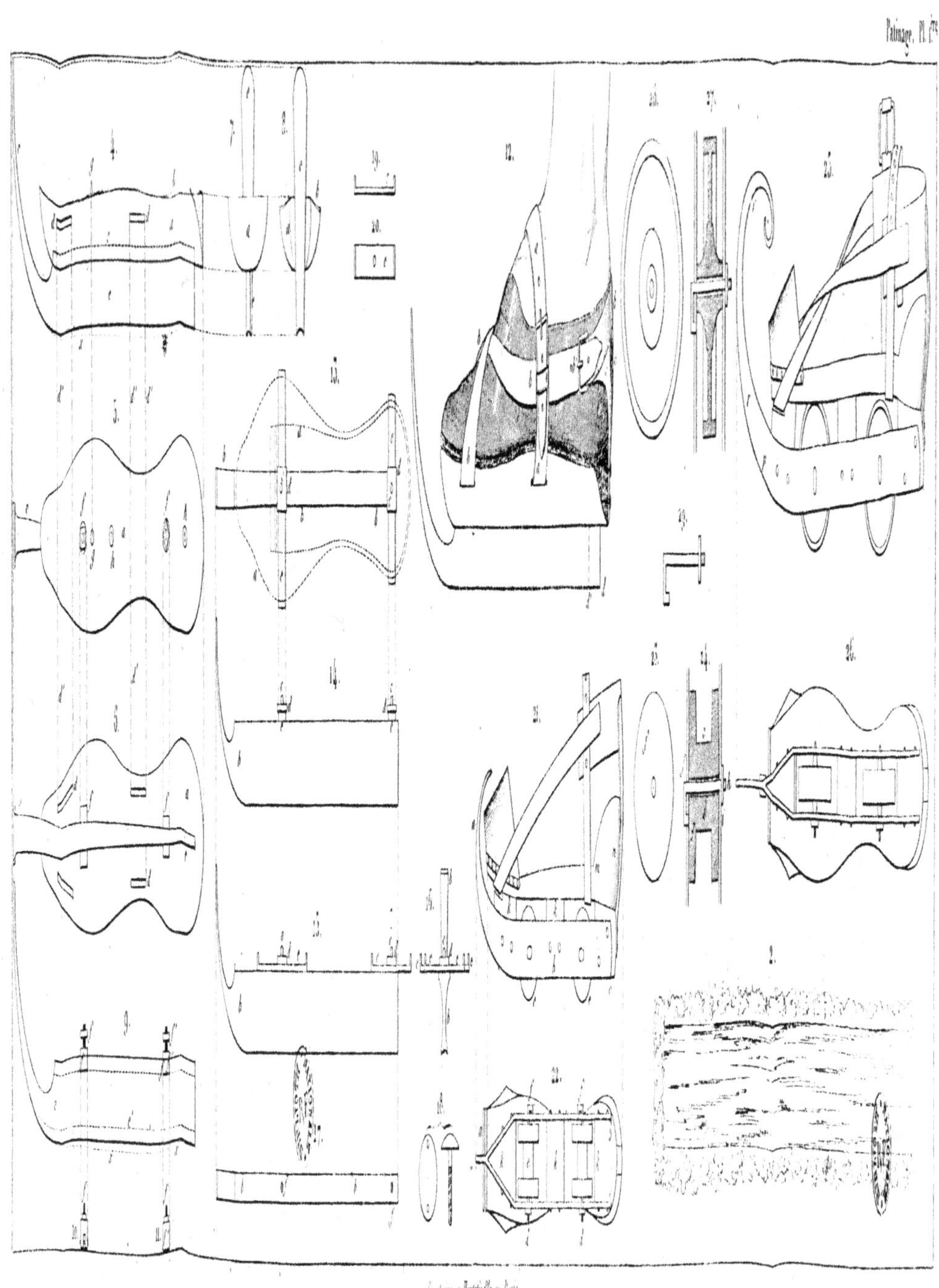

Imp. Bonaventure, à Paris.

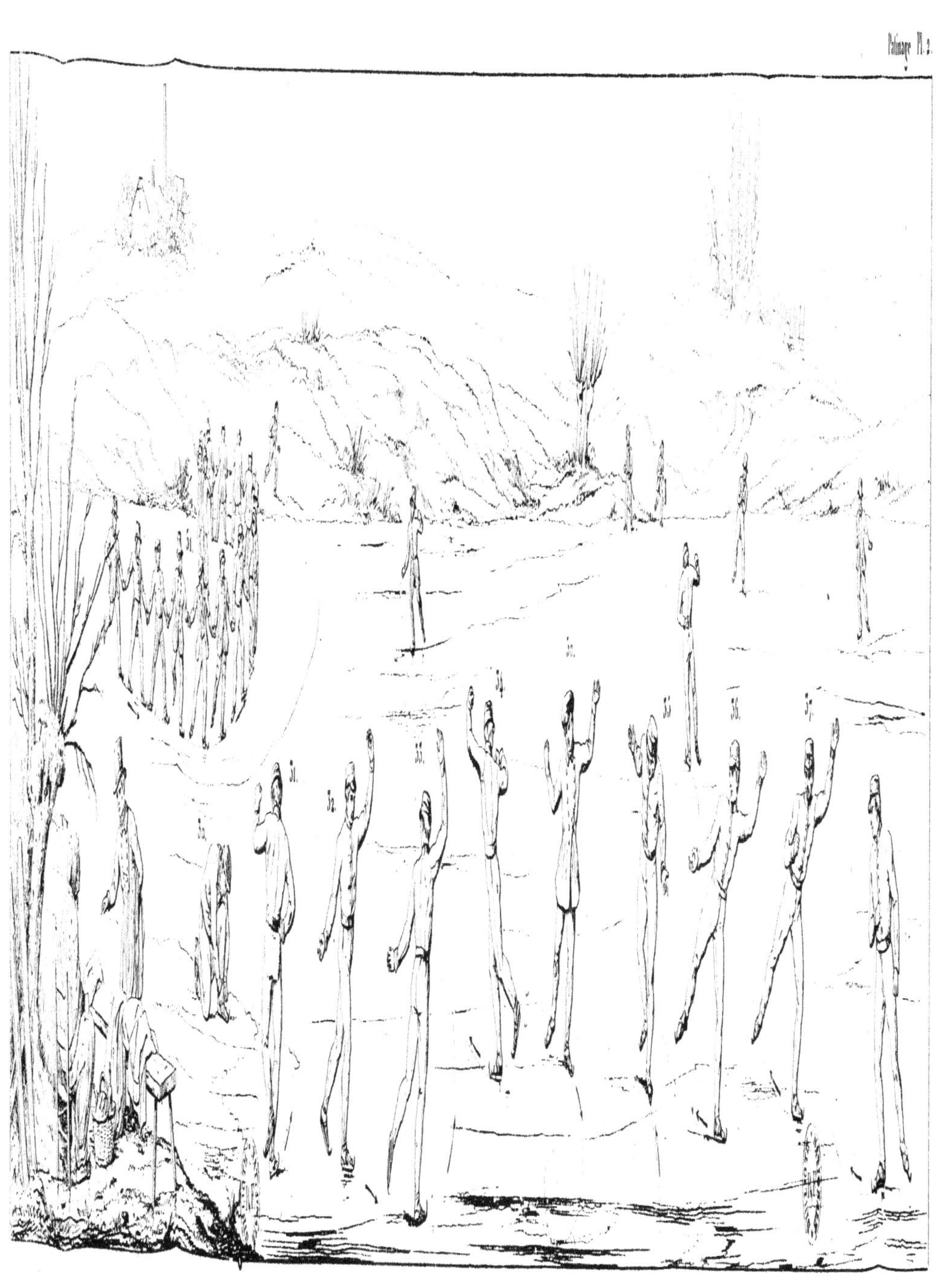
Palmare Pl. 2.

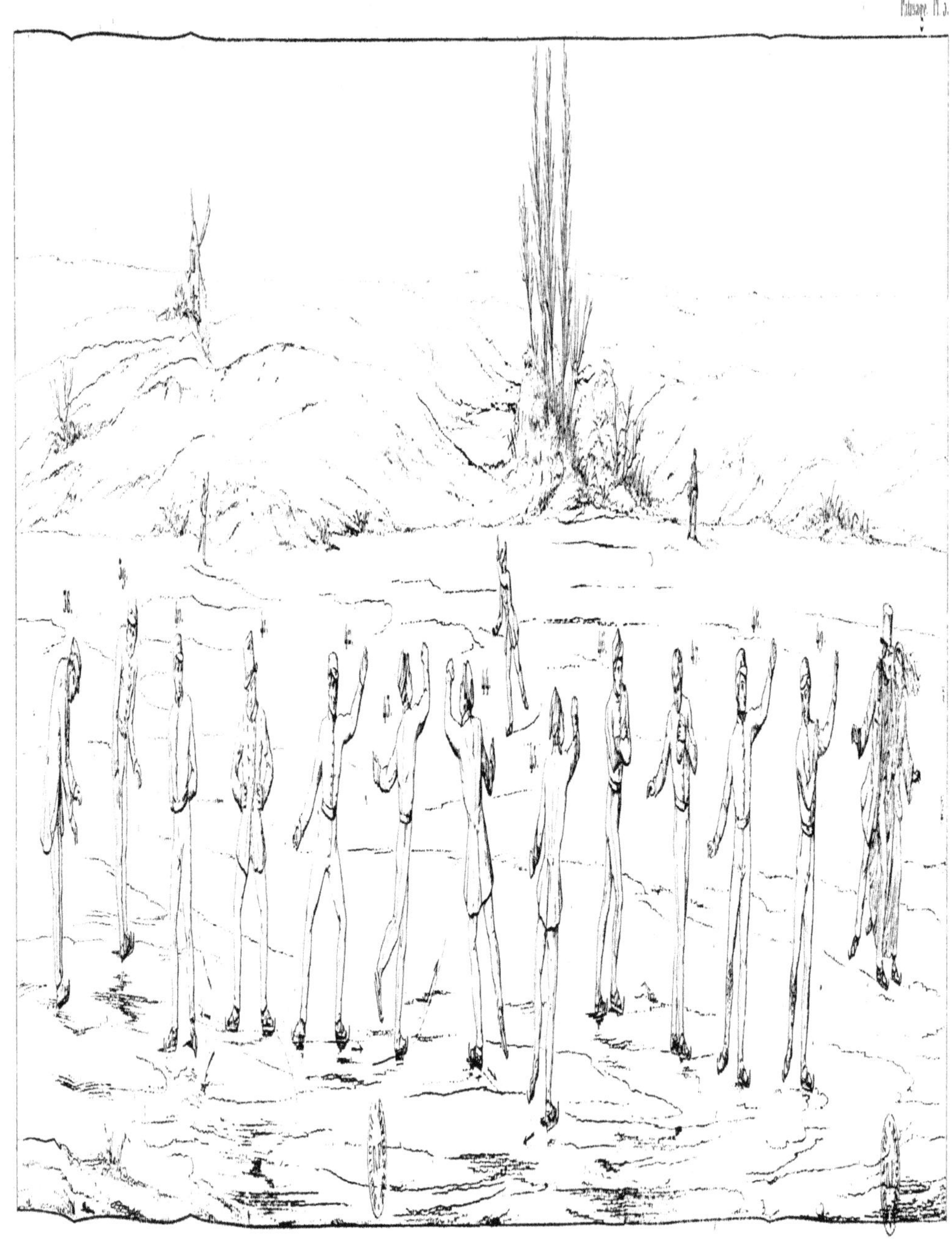

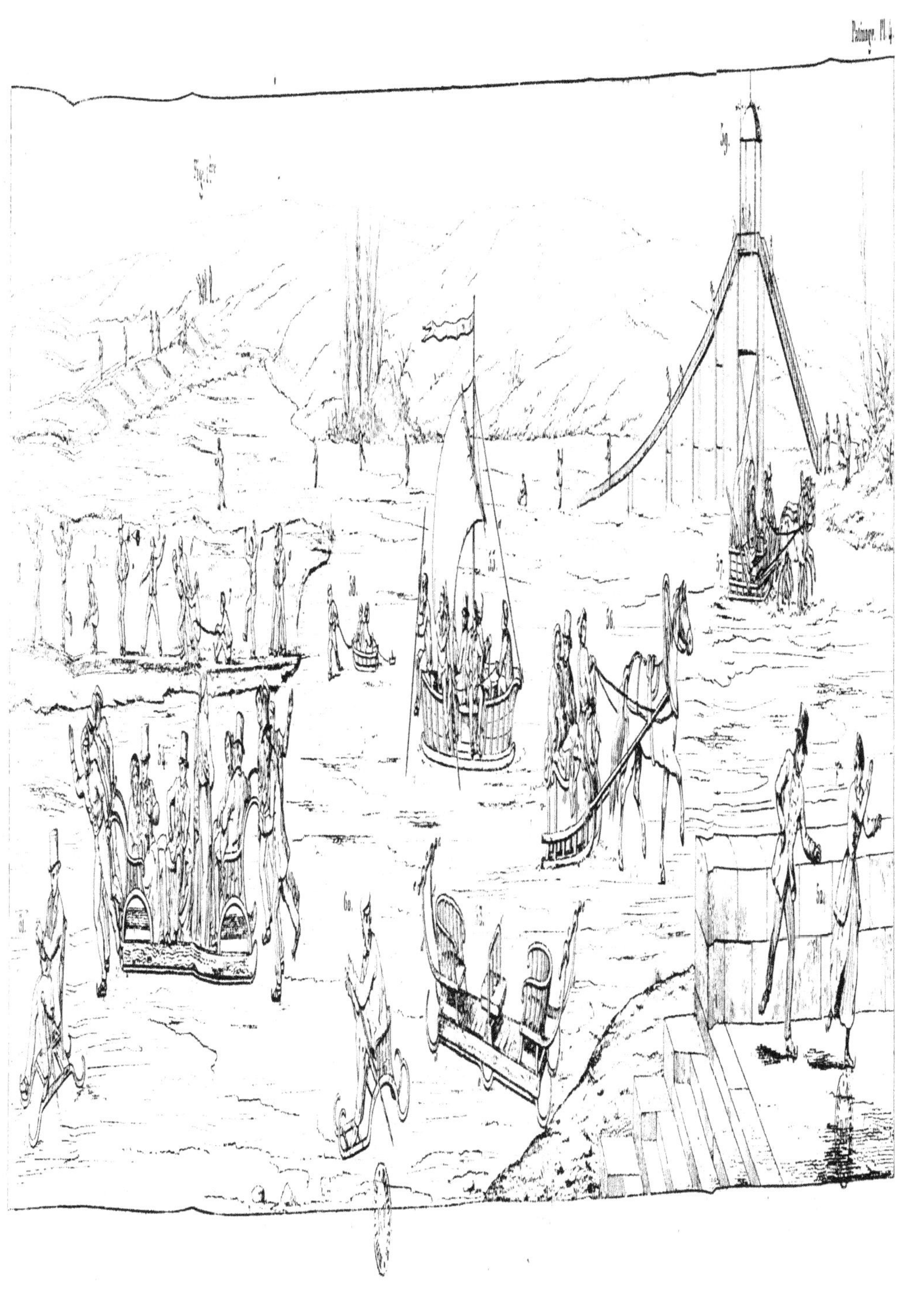

TABLE DES MATIÈRES.

Patinage. 13

TROISIÈME PARTIE.

FIN DE LA TABLE DES MATIÈRES.

BAR-SUR-SEINE. — IMP. DE SAILLARD.

Août 1890.

Ce Catalogue annule les précédents.

—

LIBRAIRIE ENCYCLOPÉDIQUE

DE

RORET

RUE HAUTEFEUILLE, 12

AU COIN DE LA RUE SERPENTE

PARIS

—

BIBLIOTHÈQUE DES ARTS ET MÉTIERS

—

COLLECTION DES MANUELS-RORET

—

OUVRAGES DIVERS
Sur l'Industrie et les Arts et Métiers

—

OUVRAGES HORTICOLES

DE M. V.-F. LEBEUF.

—

Le Catalogue *complet* est envoyé *franco*
sur demande.

BIBLIOTHÈQUE DES ARTS ET MÉTIERS

14 vol. format in-18, grand papier,

1 fr. 75 le volume.

***

Livre de l'Arpenteur-Géomètre, Guide pratique de l'Arpentage et du lever des Plans, par MM. PLACE et FOUCARD. 1 vol. accompagné de 3 planches.

Livre du Brasseur, Guide complet de la fabrication de la Bière, par M. P. DELESCHAMPS. 1 vol.

Livre de la Comptabilité du Bâtiment, Guide complet de la mise à prix de tous les travaux de Construction, par M. A. DIGEON. 1 vol.

Livre du Cultivateur, Guide complet de la culture des Champs, par M. MAUNY DE MORNAY. 1 vol. accompagné de 2 planches.

Livre de l'Économie et de l'Administration rurale, Guide complet du Fermier et de la Ménagère, par M. MAUNY DE MORNAY. 1 vol. accompagné d'une planche.

Livre du Forestier, Guide complet de la Culture et de l'Exploitation des Bois, traitant de la fabrication des Charbons et des Résines, par M. MAUNY DE MORNAY. 1 vol. accompagné d'une planche.

Livre du Jardinier, Guide complet de la culture des Jardins fruitiers, potagers et d'agrément, par M. MAUNY DE MORNAY. 2 vol. accompagnés de 2 planches.

Livre des Logeurs et des Traiteurs, Code complet des Aubergistes, Maîtres d'hôtel, Teneurs d'hôtel garni, Logeurs, Traiteurs, Restaurateurs, Marchands de Vin, etc., suivi de la Législation sur les Boissons. 1 vol.

Livre de l'Éleveur et du Propriétaire d'Animaux domestiques, par M. MAUNY DE MORNAY. 1 vol. accompagné de 2 planches.

Livre du Fabricant de Sucre et du Raffineur, par M. MAUNY DE MORNAY. 1 vol. accompagné de 2 planches.

Livre du Tailleur, Guide complet du tracé, de la coupe et de la façon des Vêtements, par M. Aug. CANNEVA. 1 vol. accompagné de 2 planches.

Livre du Vigneron et du Fabricant de Cidre, de Poiré, de Cormé, et autres Vins de Fruits, par M. MAUNY DE MORNAY. 1 vol. accompagné d'une planche.

***

ENCYCLOPÉDIE-RORET

COLLECTION

DES

MANUELS-RORET

FORMANT UNE

ENCYCLOPÉDIE DES SCIENCES ET DES ARTS

FORMAT IN-18;

PAR UNE RÉUNION DE SAVANTS ET DE PRATICIENS,

Tous les Traités se vendent séparément.

La plupart des volumes, de 300 à 400 pages, renferment des planches parfaitement dessinées et gravées, et des figures intercalées dans le texte.

Les Manuels épuisés sont revus avec soin et mis au niveau de la science à chaque édition. Aucun Manuel n'est cliché, afin de permettre d'y introduire les modifications et les additions indispensables.

Cette mesure, qui met l'Editeur dans la nécessité de renouveler à chaque édition les frais de composition typographique, doit empêcher le Public de comparer le prix des *Manuels-Roret* avec celui des autres ouvrages, tirés sur cliché à chaque édition, et ne bénéficiant d'aucune amélioration.

Pour recevoir chaque volume franc de port, on joindra, à la lettre de demande, un mandat sur la poste (de préférence aux timbres-poste) équivalent au prix porté au Catalogue. Cette franchise de port n'est applicable qu'à la France et à l'Algérie. Les volumes expédiés dans les pays qui ne font pas partie de l'Union des Postes, seront grevés des frais de poste établis d'après les tarifs généraux de la poste française. Les demandes venant de l'Etranger devront contenir 25 centimes en sus des prix portés au Catalogue, pour frais de recommandation à la Poste.

DIVISION PAR ORDRE ALPHABÉTIQUE.

Manuel pour gouverner les Abeilles et en retirer profit, par MM. RADOUAN et MALEPEYRE. 2 vol. 6 fr.

— **Accordeur de Pianos,** ou Traité de l'Accord et de la Réparation des Pianos, simplifié et mis à la portée de tout le monde. (*En préparation.*)

— **Acide oléique, Acides gras concrets,** voyez *Bougies stéariques, Huiles.*

— **Aérostation,** ou Guide pour servir à l'histoire ainsi qu'à la pratique des *Ballons*, par M. DUPUIS-DELCOURT, 1 vol. orné de figures. 3 fr.

— **Agents-Voyers.** V. *Ponts et Chaussées*, 1re *partie.*

— **Agriculture Élémentaire,** à l'usage des écoles primaires et des écoles d'agriculture, par M. V. RENDU. (*Ouvrage autorisé par l'Université.*) 1 vol. 1 fr. 25

— **Alcools,** voyez *Distillation, Liquides, Négociant en eaux-de-vie.*

— **Alcoométrie,** contenant la description des appareils et des méthodes alcoométriques, les Tables de Force de Mouillage des Alcools, le Remontage des Eaux-de-Vie, et des indications pour la vente des alcools au poids, par MM. F. MALEPEYRE et AUG. PETIT. 1 vol. 1 fr. 75

— **Algèbre,** ou Exposition élémentaire des principes de cette science, par M. TERQUEM. (*Ouvrage approuvé par l'Université.*) 1 gros vol. 3 fr. 50

— **Allumettes,** voyez *Briquets.*

— **Amidonnier et Fabricant de Pâtes alimentaires,** traitant de la Fabrication de l'Amidon et des Produits obtenus des Fruits et des Plantes qui renferment de la Fécule, par MM. MORIN, F. MALEPEYRE et Alb. LARBALÉTRIER. 1 vol. avec figures et planches. 3 fr.

— **Anatomie comparée,** par MM. de SIEBOLD et STANNIUS; trad. de l'allemand par MM. SPRING et LACORDAIRE, professeurs à l'Université de Liége. 3 gros vol. 10 fr. 50

— **Aniline (Couleurs d'), d'Acide phénique et de Naphtaline,** comprenant : l'étude des Houilles, la distillation des Goudrons, la préparation des Benzines, Nitrobenzines, Anilines, de l'Acide phénique, de la Naphtaline et de leurs dérivés, ainsi que leur Emploi en Teinture, par M. Th. CHATEAU. 2 forts volumes ornés de figures. 7 fr.

— **Animaux domestiques (Eleveur d').** (*En préparation.*)

— Animaux nuisibles (Destructeur des).

1re *partie*, contenant les animaux nuisibles à l'agriculture, au jardinage, etc., par M. VÉRARDI. *(En préparation.)*

2e *partie*, contenant les Hylophthires et leurs ennemis, ou Description et Iconographie des Insectes les plus nuisibles aux forêts, avec une méthode pour apprendre à les détruire et à ménager ceux qui leur font la guerre, à l'usage des forestiers, des jardiniers, etc., par MM. RATZEBURG, DE CORBERON et BOISDUVAL. 1 vol. orné de 8 planches. 2 fr. 50

— Aquarelle, voyez *Peinture à l'Aquarelle*.

— Arbres fruitiers (Taille des), contenant les notions indispensables de Physiologie végétale; un Précis raisonné de la multiplication, de la plantation et de la culture; les vrais principes de la taille et leur application aux formes diverses que reçoivent les arbres fruitiers, par M. L. DE BAVAY. 1 vol. orné de figures. 3 fr.

— Archéologie grecque, étrusque, romaine, égyptienne, indienne, etc., traduit de l'allemand de M. O. MULLER par M. NICARD. 3 vol. avec Atlas. Les 3 vol. 10 fr. 50. L'Atlas séparé : 12 fr. Les 3 volumes et l'Atlas : 22 fr. 50

— Architecte des Jardins, ou l'Art de les composer et de les décorer, par M. BOITARD. 1 vol. avec Atlas de 140 planches. 15 fr.

— Architecte des Monuments religieux, ou Traité d'Archéologie pratique, applicable à la restauration et à la construction des Eglises, par M. SCHMIT. 1 gros vol. avec Atlas contenant 21 planches.

— Architecture, voy. *Construction moderne, Maçon*.

— Arithmétique démontrée, par MM. COLLIN et TRÉMERY. 1 vol. 2 fr. 50

— Arithmétique complémentaire, ou Recueil de Problèmes nouveaux, par M. TRÉMERY. 1 vol. 1 fr.

— Armurier, Fourbisseur et Arquebusier, traitant de la fabrication des Armes à feu et des Armes blanches, par M. PAULIN DÉSORMEAUX. 2 vol. avec planches.

— Arpentage, ou Instruction élémentaire sur cet art et sur celui de lever les plans, par M. LACROIX, de l'Institut, MM. HOGARD, géomètre, et VASSEROT, avocat. 1 vol. avec figures. *(Autorisé par l'Université.)* 2 fr.

On vend séparément les MODÈLES DE TOPOGRAPHIE par CHARTIER. 1 planche coloriée.

— Art militaire, ou Instructions pratiques à l'usage de toutes les armes de terre, par M. VERGNAUD, colonel d'artillerie. 1 volume avec figures.

— **Artificier** (PYROTECHNIE CIVILE), contenant l'Art de confectionner et de tirer les feux d'artifice, par A.-D. VERGNAUD, colonel d'artillerie et P. VERGNAUD, lieutenant-colonel, 1 vol. orné de fig. et accompagné d'une planche. 2 fr.

— **Asphaltes et Bitumes**, voyez *Chaufournier*.

— **Aspirants** aux fonctions de Notaires, Greffiers, Avocats à la Cour de Cassation, Avoués, Huissiers, et Commissaires-Priseurs, par M. COMBES. 1 vol. 3 fr. 50

— **Assolements, Jachère et Succession des Cultures**, par M. Victor YVART, de l'Institut, et M. Victor RENDU, inspecteur de l'agriculture. 3 vol. 10 fr. 50

— LE MÊME OUVRAGE, 1 vol. in-4. 12 fr.

— **Astronomie**, ou Traité élémentaire de cette science, trad. de l'anglais de W. HERSCHEL, par M. A.-D. VERGNAUD. 1 vol. orné de planches. 3 fr. 50

— **Astronomie amusante**, Notions élémentaires sur l'Astronomie, par M. L. TOMLINSON, traduit de l'anglais par A. D. VERGNAUD. 1 vol. avec figures. 2 fr. 50

— **Avocats**, voyez *Aspirants* aux fonctions d'avocats à la Cour de Cassation.

— **Avoués**, voyez *Aspirants* aux fonctions d'Avoués.

— **Ballons**, voyez *Aérostation*.

— **Bibliographie universelle**, par MM. F. DENIS, P. PINÇON et DE MARTONNE. 3 gros vols. à 2 colonnes. 20 fr.

— **Bibliothéconomie**, Arrangement, Conservation et Administration des Bibliothèques, par L.-A. CONSTANTIN. 1 vol. orné de figures. 3 fr.

— **Bijoutier-Joaillier** et Sertisseur, traitant des Pierres précieuses, de la Nacre, des Perles, du Corail et du Jais, contenant l'Art de les tailler, de les sertir, de les monter, de les imiter, suivi de la description des principaux Ordres et la fabrication de leurs décorations, par MM. JULIA DE FONTENELLE, F. MALEPEYRE et A. ROMAIN. 1 vol. accompagné de planches. 3 fr.

— **Bijoutier-Orfèvre**, traitant des Métaux précieux, de leurs Alliages, des divers modes d'Essai et d'Affinage, du Titre et des Poinçons de garantie de l'Or et de l'Argent, des divers travaux d'Orfèvrerie en or, en argent en plaqué, du Niellage et de l'Emaillage des Métaux précieux, de la Bijouterie en vrai et en faux, de la fabrication des bijoux de fantaisie, en fer, en acier, en aluminium, etc., par MM. JULIA DE FONTENELLE, F. MALEPEYRE et A. ROMAIN. 2 vol. avec figures et planches. 6 fr.

— **Biographie, ou Dictionnaire historique abrégé des grands hommes**, par M. NOEL, ancien inspecteur-général des études. 2 volumes. 6 fr.

— **Blanchiment et Blanchissage, Nettoyage et Dégraissage des fils de lin**, coton, laine, soie, etc., par MM. J. DE FONTENELLE et ROUGET DE LISLE. 2 vol. avec fig. 6 fr.

— **Boissons économiques**, voyez *Vins de Fruits*.

— **Boissons gazeuses**, voyez *Eaux Gazeuses*.

— **Bonnetier et Fabricant de bas**, renfermant les procédés à suivre pour exécuter, sur le métier et à l'aiguille les divers tissus à maille, par MM. LEDLANC et PREAUX-CALTOT. 1 vol. avec planches. 3 fr.

— **Botanique**, Partie élémentaire, par M. BOITARD. 1 vol. avec planches. 3 fr. 50

ATLAS DE BOTANIQUE pour la partie élémentaire. 1 vol. in-8 renfermant 36 planches. 6 fr.

— **Bottier et Cordonnier.** (*En préparation.*)

— **Boucher**, voyez *Charcutier*.

TABLEAU FIGURATIF DES DIVERSES QUALITÉS DE LA VIANDE DE BOUCHERIE, in-plano colorié. 1 fr.

— **Boucherie Taxée, ou Code des Vendeurs et des Acheteurs de Viande**, suivi d'un Barême pour l'application du prix à la pesée, par un MAGISTRAT. 1 vol. 1 fr. 50

— **Bougies stéariques et Bougies de paraffine**, traitant de la fabrication des Acides gras concrets de l'Acide oléique, de la Glycérine, etc., par M. F. MALEPEYRE. 2 vol. accompagnés de planches. 7 fr.

— **Boulanger, ou Traité de la Panification française et étrangère**, contenant les moyens de reconnaître la sophistication des farines, par MM. J. DE FONTENELLE et R. MALEPEYRE. 2 vol. accompagnés de planches. 6 fr.

— **Bourrelier et Sellier**, contenant la fabrication des harnais de toute sorte pour les chevaux d'attelage et de selle, ainsi que la garniture des voitures, par M. LEBRUN. 1 vol. orné de figures. 3 fr.

— **Bourse et ses Spéculations** mises à la portée de tout le monde, par M. BOYARD. 1 vol. 2 fr. 50

— **Bouvier.** (*En préparation.*)

— **Brasseur, ou l'Art de faire toutes sortes de Bières françaises et étrangères**, par M. F. MALEPEYRE. 2 gros volumes accompagnés de 11 planches. 7 fr.

— **Briquetier, Tuilier, Fabricant de Carreaux de tuyaux de Drainage et de Creusets réfractaires**, connant la fabrication de ces matériaux à la main et à la mécanique, et la description des fours et appareils actuellement usités dans ces industries, par MM. F. MALEPEYRE et A. ROMAIN. 2 vol. accompagnés de planches. 6 fr.

— **Briquets, Allumettes chimiques,** soufrées, phosphorées, amorphes, etc., *Briquets électriques, Lumière électrique* et appareils qui la produisent, par MM. MAIGNE et A. BRANDELY. 1 vol. orné de figures. 3 fr.

— **Broderie,** ou Traité complet de cet Art. indiquant la manière de dessiner et d'exécuter toutes sortes de Broderies, ainsi que les Dentelles, la Tapisserie et d'autres ouvrages de Dames, par Mme CELNART. 1 vol. accompagné d'un Atlas de 40 planches. 7 fr.

— **Bronzage des Métaux et du Plâtre,** par MM. DEBONLIEZ, MALEPEYRE et LACOMBE. 1 vol. 1 fr. 25

— **Cadrans solaires, Gnomonique,** voyez *Mathématiques appliquées.*

— **Cadres** (Fabricant de), Passe-Partout, Châssis, Encadrements, traitant de la réparation des cadres et des estampes, par M. DE SAINT-VICTOR. 1 vol. *(En préparation.)*

— **Calculateur,** ou COMPTES-FAITS utiles aux opérations industrielles, aux comptes d'inventaire, etc., par M. Aug. TERRIÈRE. 1 gros vol. 3 fr. 50

— **Calendrier** (Théorie du) et Collection de tous les calendriers des années passées, présentes et futures, par M. FRANCŒUR, professeur à la Faculté des sciences. 1 vol. 3 fr.

— **Calligraphie,** ou l'Art d'écrire en peu de leçons, d'après la méthode de CARSTAIRS. 1 Atlas in-8 obl. 1 fr.

— **Canotier,** ou Traité universel et raisonné de cet Art, par UN LOUP D'EAU DOUCE. 1 vol. orné de fig. 1 fr. 75

— **Caoutchouc, Gutta-percha, Gomme factice,** Tissus imperméables, Toiles cirées et gommées, par M. MAIGNE. 2 vols. accompagnés de planches. 5 fr.

— **Capitaliste,** contenant la pratique de l'escompte et des comptes-courants, d'après la méthode nouvelle, par M. TERRIÈRE, employé à la trésorerie générale de la couronne. 1 gros vol. 3 fr. 50

— **Carrier,** voyez *Chaufournier, Mines, Sondeur.*

— **Cartes Géographiques** (Construction et Dessin des), par M. PERROT. 1 vol. orné de planches. 2 fr. 50

— **Cartonnier,** Cartier et Fabricant de Cartonnages, par M. LEBRUN. 1 vol. orné de figures. 3 fr.

— **Chamoiseur, Maroquinier, Mégissier, Teinturier en peaux, Fabricant de Cuirs vernis, Parcheminier et Gantier,** traitant de l'outil-

...lage nouveau et des procédés les plus récents et les plus
en usage dans ces diverses industries, par MM. JULIA-FON-
TENELLE et MAIGNE. 1 vol. orné de figures.   3 fr. 50

— **Chandelier et Cirier,** contenant toutes les opérations usitées dans ces industries, par MM. SÉB. LENORMANT
et F. MALEPEYRE. 2 vol. accompagnés de planches.   6 fr.

— **Chapeaux** (Fabricant de) en tous genres, tels que
Chapeaux de soie, de feutre, de poils, de plumes et de
paille, par MM. CLUZ, F. et JULIA DE FONTENELLE. 1 vol.
orné de planches.   3 fr.

— **Charcutier, Boucher et Equarrisseur,**
contenant l'élevage et l'engraissement du Porc et de la
Truie, l'Art de préparer et de conserver les différentes parties du Cochon, les maniements et le Dépeçage du Bœuf, de
la Vache, du Taureau, du Veau, du Mouton et du Cheval
et traitant de l'utilisation des débris, par MM. LEBRUN et
MAIGNE. 1 vol. avec figures et planches.   2 fr. 50

On vend séparément :

TABLEAU DES QUALITÉS DE VIANDE, in-plano col.   1 fr.

— **Charpentier,** ou Traité complet et simplifié de
cet Art, par MM. HANUS, BISTON, BOUTEREAU et GAUCHE.
2 vol. accompagnés d'un Atlas de 22 planches.   7 fr.

— **Charron-Forgeron,** traitant de l'Atelier, de
l'Outillage, des Matériaux mis en œuvre par le Charron,
du Travail de la forge, de la Construction du gros et du
petit matériel, etc., par M. G. MARIN-DARBEL. 1 vol. orné
de nombreuses figures et accompagné de planches. 3 fr. 50

— **Charron-Carrossier.** (*En préparation.*)

— **Chasselas,** sa culture à Fontainebleau, par un VI-
GNERON des environs. 1 vol. avec figures.   1 fr. 75

— **Chasseur,** ou Traité général de toutes les chasses
à courre et à tir, par MM. DE MERSAN, BOYARD et ROBERT.
1 vol. contenant la musique des principales fanfares.   3 fr.

— **Chaudronnier et Tôlier,** contenant l'Art de
travailler au marteau le cuivre, la tôle et le fer-blanc,
ainsi que les travaux d'Estampage et d'Etampage, par
MM. JULLIEN, VALÉRIO et CASALONGA, ingénieurs civils. 1 vol.
et 1 Atlas in-18 de 20 planches.   5 fr.

— **Chauffage et Ventilation** des Bâtiments publics et privés, au moyen de l'air chaud, de l'eau chaude
et de la vapeur, Chauffage des Bains, des Serres, des Villas
et des Vagons de chemins de fer, par M. A. ROMAIN. 1 vol.
accompagné de planches et orné de figures.   3 fr.

1*

— **Chaufournier, Plâtrier, Carrier et Bitumier,** contenant l'exploitation des Carrières et la fabrication du Plâtre, des différentes Chaux, des Ciments, Mortiers, Bétons, Bitumes, Asphaltes, etc., par MM. D. MAGNIER et A. ROMAIN. 1 vol. accompagné de planches. 3 fr. 50

— **Chemins de Fer,** contenant des Études comparatives sur les divers systèmes de la voie et du matériel, le Formulaire des charges et conditions pour l'établissement des travaux, etc., par M. E. WITH. 2 vol. avec atlas. 7 fr.

— **Cheval (Éducation et dressage du)** monté et attelé, traitant de son hygiène et des remèdes qui lui conviennent, par M. le Comte DE MONTIGNY. 1 vol. accompagné de planches. 3 fr.

— **Chimie Agricole,** par MM. DAVY et VERGNAUD. 1 vol. orné de figures. 3 fr. 50

— **Chimie analytique,** contenant des notions sur les manipulations chimiques, les éléments d'analyse inorganique qualitative et quantitative, et des principes de chimie organique, par MM. WILL, F. VŒHLER, J. LIEBIG et MALEPEYRE. 2 vol. ornés de planches et de tableaux. 5 fr.

— **Chimie appliquée,** Voyez *Produits chimiques.*

— **Chimie Inorganique et Organique,** par M. VERGNAUD. 1 gros vol. orné de figures. 3 fr. 50

— **Chirurgie,** voyez *Médecine, Instruments de chirurgie.*

— **Chocolatier.** (*En préparation.*)

— **Cidre et Poiré** (Fabricant de), indiquant les moyens d'imiter, avec le suc de pomme ou de poire, le Vin de raisin, l'Eau-de-Vie et le Vinaigre de vin, par M. DUBIEF. 1 vol. orné de figures. 2 fr. 50

— **Cirage,** voyez *Encres.*

— **Cire à cacheter** (Fabrication de la), voyez *Papetier-régleur, Papiers de Fantaisie.*

— **Ciseleur,** contenant la description des procédés de l'Art de ciseler et repousser tous les métaux ductiles, bijouterie, orfèvrerie, armures, bronzes, etc., par M. Jean GARNIER, ciseleur-sculpteur. 1 vol. orné de figures. 3 fr.

— **Coiffeur,** contenant l'Art de se coiffer soi-même, par M. VILLARET. 1 vol. orné de figures. 2 fr. 50

— **Colles** (Fabrication de toutes sortes de), comprenant celles de matières végétales, animales et composées, par MALEPEYRE. 1 vol. orné de planches. 2 fr. 50

— **Coloriste,** contenant le mélange et l'emploi des couleurs, ainsi que l'Enluminure, le Lavis, le coloriage à la main et au patron, etc., par MM. PERROT, BLANCHARD, VILLAYE et VERGNAUD. 1 vol. (*En préparation.*)

— **Commerce, Banque et Change,** contenant tout ce qui est relatif aux effets de Commerce, à la tenue des livres, à la comptabilité, à la bourse, aux emprunts, etc., par M. GALLAS, suivi de la MÉTHODE NOUVELLE POUR LE CALCUL DES INTÉRÊTS A TOUS LES TAUX, par M. PIJON. 2 vol. 6 fr.

— **Commissaires-Priseurs,** voyez *Aspirants aux* fonctions de Commissaires-Priseurs.

— **Compagnie** (Bonne), ou Guide de la Politesse et de la Bienséance, par madame CELNART. 1 vol. 1 fr. 75

— **Comptes-Faits,** voyez *Calculateur, Capitaliste, Poids et Mesures (Barème des).*

— **Confiseur,** contenant les derniers perfectionnements apportés à cet Art, par MM. CARDELLI et LIONNET CLÉMANDOT. 1 vol. avec planches. (*En préparation.*)

— **Conserves alimentaires,** contenant les procédés usités pour la conservation des Substances alimentaires, la composition de ces substances et le rôle qu'elles jouent dans l'alimentation, ainsi que les moyens de reconnaître leurs Falsifications, par M. W. MAIGNE. 1 volume. (*En préparation.*)

— **Construction moderne** (La), ou Traité de l'Art de bâtir avec solidité, économie et durée, comprenant la Construction, l'histoire de l'Architecture et l'Ornementation des édifices, par M. BATAILLE, architecte, ancien professeur. 1 vol. et Atlas grand in-8 de 44 planches. 15 fr.

— **Constructions agricoles,** traitant des matériaux et de leur emploi dans les Constructions destinées au logement des Cultivateurs, des Animaux et des Produits agricoles dans les petites, les moyennes et les grandes exploitations, par M. G. HEUZÉ, inspecteur de l'agriculture. 1 vol. accompagné d'un Atlas de 16 pl. grand in-8°. 7 fr.

— **Contre-Poisons,** ou Traitement des Individus empoisonnés, asphyxiés, noyés ou mordus, par M. B. CHAUSSIER, D.-M. 1 vol. 2 fr. 50

— **Contributions Directes,** Guide des Contribuables et des Comptables de toutes classes, etc., par BOYARD. 1 vol. 2 fr. 50

— **Cordier,** contenant la culture des Plantes textiles, l'extraction de la Filasse, et la fabrication de toutes sortes de cordes, par M. BOITARD. 1 vol. orné de fig. 2 fr. 50

— **Correspondance Commerciale,** contenant les Termes de commerce, les Modèles et Formules épistolaires et de comptabilité, etc., par MM. REES-LESTIENNE et TRÉMERY. 1 vol. 2 fr.

— **Corroyeur**, voyez *Tanneur*.

— **Couleurs** (Fabricant de) à l'huile et à l'eau, Laques, Couleurs hygiéniques, Couleurs fines, etc., par MM. RIFFAULT, VERGNAUD, TOUSSAINT et MALEPEYRE. 2 volumes accompagnés de planches.   7 fr.

— **Couleurs vitrifiables et Emaux**, voyez *Peinture sur Verre, sur Porcelaine et sur Email*.

— **Coupe des Pierres**, contenant des notions de Géométrie élémentaire et descriptive, ainsi que l'art du Trait appliqué à la Stéréotomie, par MM. TOUSSAINT et H. M.-M., architectes. 1 vol. avec Atlas.   5 fr.

— **Coutelier**, ou l'Art de faire tous les Ouvrages de Coutellerie, par M. LANDRIN, ingénieur civil. 1 vol.   3 fr, 50

— **Couvreur**, voyez *Plombier*.

— **Crustacés** (Hist. natur. des), par MM. BOSC et DESMAREST, etc. 2 vol. ornés de planches.   6 fr.
ATLAS POUR LES CRUSTACÉS, 18 pl. Fig. noires, 1 fr. 50 ;
— fig. coloriées.   3 fr.

— **Cuirs vernis**, voyez *Chamoiseur*.

— **Cuisinier et Cuisinière**. (*En préparation*.)

— **Cultivateur Forestier**, contenant l'Art de cultiver en forêts tous les Arbres indigènes et exotiques, par M. BOITARD. 2 vol.   5 fr.

— **Cultivateur Français**, ou l'Art de bien cultiver les Terres et d'en retirer un grand profit, par M. THIÉBAUT DE BERNEAUD. 2 vol. ornés de figures.   5 fr.

— **Dames**, ou l'Art de l'Elégance, traitant des Objets de toilette, d'ameublement et de voyage qui conviennent aux Dames, par madame CELNART. 1 vol.   3 fr.

— **Danse**, ou Traité théorique et pratique de cet Art, contenant toutes les *Danses de Société* et la Théorie de la Danse théâtrale, par BLASIS et LEMAITRE. 1 vol.   1 fr. 25

— **Décorateur-Ornementiste**, (*En préparation*).

— **Dentelles**, voyez *Broderie, Industrie dentellière* (page 33).

— **Dessin Linéaire**, par M. ALLAIN, entrepreneur de travaux publics. 1 vol. avec Atlas de 20 planches.   5 fr.

— **Dessinateur**, ou Traité complet du Dessin, par M. BOUTEREAU, professeur. 1 volume accompagné d'un Atlas de 20 planches, dont quelques-unes coloriées.   5 fr.

— **Distillateur-Liquoriste**, contenant les Formules des Liqueurs les plus répandues, les parfums, substances colorantes, etc., par MM. LEBEAUD, JULIA DE FONTENELLE et MALEPEYRE. 1 gros volume.   3 fr. 50

— **Distillation des Grains et des Mélasses,** par MM. F. Malepeyre et Alb. Larbalétrier. 1 vol. accompagné d'un Atlas de 9 planches in-8.   5 fr.

— **Distillation des Pommes de terre et des Betteraves,** par MM. Hourier et Malepeyre. 1 vol. accompagné de planches.   2 fr. 50

— **Distillation des Vins,** des Marcs, des Moûts, des Fruits, des Cidres, etc., par M. F. Malepeyre. 1 vol. orné de figures et accompagné de planches. *(En préparation).*

— **Domestiques,** ou l'Art de former de bons serviteurs; Conseils aux Cuisinières, Valets et Femmes de chambre, Bonnes d'enfants et Cochers, par madame Celnart. 1 vol.   2 fr. 50

— **Dorure et Argenture sur Métaux,** au feu, au trempé, à la feuille, au pinceau, au pouce et par la méthode électro-métallurgique, traitant de l'application à l'Horlogerie de la dorure et de l'argenture galvaniques, et de la coloration des Métaux par les oxydes métalliques et l'Electricité, par MM. Ol. Mathey et Maigne. 1 vol. orné de figures.   3 fr.

— **Dorure sur bois** à l'eau et à la mixtion, par les procédés anciens et nouveaux, traitant des Peintures laquées sur Meubles et sur Siéges, par M. Saulo. 1 vol. 1 fr. 50

— **Drainage simplifié,** mis à la portée des Campagnes, suivi de la législation relative au Drainage, par M. De La Hodde. 1 petit vol. orné de fig.   90 c.

— **Draps** (Fabricant de), voyez *Tissus.*

— **Eaux et Boissons Gazeuses,** ou Description des méthodes et des appareils les plus usités dans cette industrie, le bouchage des bouteilles et des siphons, la Gazéification des Vins, Bières et Cidres, etc., par M. Rouget de Lisle. 1 vol. avec figures et planches.   3 fr. 50

— **Eaux-de-Vie** (Négociant en), Liquoriste, Marchand de Vins et Distillateur, par MM. Ravon et Malepeyre. 1 vol.   75 c.

— **Ebéniste et Tabletier,** traitant des Bois, de leur Teinture et de leur Apprêt, de l'Outillage, du Débitage des bois de placage, de la fabrication et de la réparation des Meubles de tout genre et du travail de la Tabletterie, par MM. Nosban et Maigne. 1 vol. orné de figures et accompagné de planches.   3 fr. 50

— **Economie domestique,** V. *Maîtresse de Maison.*

— **Electricité atmosphérique,** ou Instruction pour établir les Paratonnerres et les Paragrêles, par M. Rufault. 1 vol. avec planche.   2 fr. 50

— **Électricité médicale**, ou Éléments d'Électro-Biologie, suivi d'un Traité sur la Vision, par M. SMEE, traduit par M. MAGNIER. 1 vol. orné de figures.		3 fr.

— **Encres (Fabricant d')** de toute sorte, telles que Encres d'écriture, à copier, Encres d'impression typographique, lithographique et de taille douce, Encres de couleurs, Encres sympathiques, etc., suivi de la *Fabrication du Cirage*, par MM. DE CHAMPOUR et F. MALEPEYRE. 1 vol.		3 fr.

— **Engrais** (FABRICATION ET APPLICATION DES) animaux, végétaux et minéraux et des Engrais chimiques, ou Traité théorique et pratique de la nutrition des plantes, par MM. Eug. et Henri LANDRIN et M. Alb. LARBALÉTRIER. 1 vol. orné de figures.		3 fr.

— **Engrenages**, voyez *Filature du Coton*.

— **Entomologie élémentaire**, ou Entretiens sur les Insectes en général, mis à la portée de la jeunesse, par M. BOYER DE FONSCOLOMBE. 1 gros vol.		3 fr.

— **Épistolaire (Style)**, Choix de lettres puisées dans nos meilleurs auteurs et Instructions sur le Style, par M. BISCARRAT et Mme la comtesse d'HAUTPOUL. 1 vol.	2 fr. 50

— **Équarrisseur**, voyez *Charcutier*.

— **Équitation**, traitant du manège civil, du manège militaire, de l'Equitation des Dames, etc., par MM. VERGNAUD et D'ATTANOUX. 1 vol. orné de figures.		3 fr.

— **Escaliers en Bois** (Construction des), traitant de la manipulation et du posage des Escaliers à une ou plusieurs rampes, de tous les modèles et s'adaptant à toutes les constructions, par M. BOUTEREAU. 1 vol. et Atlas grand in-8 de 20 planches gravées sur acier.		5 fr.

— **Escrime**, ou Traité de l'Art de faire des armes, par M. LAFAUGÈRE. 1 vol. orné de figures.		2 fr. 50

— **État Civil** (Officier de l'), traitant de la Tenue des Registres et de la Rédaction des Actes, par M. LEMOLT. 1 vol.		2 fr. 50

— **Étoffes imprimées et Papiers peints** (Fabricant de), traitant de l'Impression des Etoffes de coton, de lin, de laine, de soie, et des Papiers destinés à l'Ameublement et à la Décoration des appartements, par MM. SÉB. LENORMAND et VERGNAUD. 1 vol. avec planches.		3 fr.

— **Falsifications des Drogues** simples ou composées; moyens de les reconnaître, par M. PÉDRONI, chimiste. 1 vol. avec planche.		2 fr. 50

— **Ferblantier-Lampiste**, ou Art de confectionner tous les Ustensiles en fer-blanc, de les souder, de les réparer, etc., suivi de la fabrication des Lampes et des Ap-

pareils d'éclairage, par MM. LEBRUN, MALEPEYRE et A. RO-
MAIN. 1 vol. orné de fig. et accompagné de planches.   3 fr. 50

— **Fermier,** ou l'Agriculture simplifiée et mise à la
portée de tout le monde, par M. DE LÉPINOIS. 1 vol.   2 fr. 50

— **Fermière** (Bonne), voyez *Habitants de la Campagne*.

— **Filateur,** ou Description des Méthodes anciennes
et nouvelles employées pour filer le Coton, le Lin, le
Chanvre, la Laine et la Soie.   (*En préparation.*)

— **Filature du Coton,** contenant la description des
Métiers à filer le coton, diverses formules pour apprécier
la résistance des Appareils mécaniques, et un Traité des
engrenages, par M. DRAPIER. 1 vol. avec planches. 2 fr. 50

— **Filets** de toute espèce, en chanvre et en coton, à
la main et à la mécanique. (*En préparation.*)

— **Fleuriste artificiel et Feuillagiste,** ou l'Art
d'imiter toute espèce de Fleurs, de Feuillage et de Fruits.
1 vol. orné de figures. (*En préparation.*)

On peut se procurer des *modèles coloriés*, dessinés d'a-
près nature, par REDOUTÉ. La planche :   1 fr. 50

— **Fleuriste artificiel simplifié,** par mademoi-
selle SOURDON. 1 vol.   1 fr. 50

— **Fondeur,** traitant de la Fonderie du fer, de l'acier,
du cuivre, du bronze et du laiton, de la fonte des statues,
des cloches, etc., par MM. A. GILLOT et L. LOCKERT, ingénieurs. 2 vols. accompagnés de 8 planches.   7 fr.

— **Fontainier,** voyez *Mécanicien-Fontainier, Sondeur*.

— **Forestier praticien** (Le) et Guide des Gardes
Champêtres, traitant de la Conservation des Semis, de l'A-
ménagement, de l'Exploitation, etc., etc., des Forêts, par
MM. CRINON et VASSEROT. 1 vol.   1 fr. 25

— **Forgeron, Maréchal, Taillandier.** Voyez
Charron, Machines-Outils, Serrurier.

— **Forges** (Maître de), ou Traité théorique et pratique
de l'Art de travailler le fer, la fonte et l'acier, par M. LAN-
DRIN. 2 vol. accompagnés de planches.   6 fr.

— **Galvanoplastie,** ou Traité complet des Manipulations électro-métallurgiques, contenant tous les procédés
les plus récents et les plus usités, par M. A. BRANDELY,
ingénieur. 2 vol. ornés de vignettes.   6 fr.

— **Gants** (Fabricant de), voyez *Chamoiseur*.

— **Gardes Champêtres, Gardes Forestiers,
Garde-Pêche et Garde-Chasse,** par M. BOYARD,
ancien président à la Cour d'Orléans, M. VASSEROT, ancien
sous-préfet, M. V. EMION et M. L. CREVAT, juges de paix.
1 vol.   2 fr. 50

— **Gardes-Malades,** et personnes qui veulent se soigner elles-mêmes, par M. le docteur MORIN. 1 vol. 2 fr. 50

— **Gaz** (Appareilleur à), voyez *Plombier*.

— **Gaz** (Eclairage et Chauffage au), ou Traité élémentaire et pratique destiné aux Ingénieurs, aux Directeurs et aux Contre-Maîtres d'Usines à Gaz, mis à la portée de tout le monde, suivi d'un *Memento de l'Ingénieur-Gazier*, par M. D. MAGNIER, ingénieur-gazier. 2 vol. avec planches. 6 fr.

On a extrait de ce Manuel l'ouvrage suivant :

MEMENTO DE L'INGÉNIEUR-GAZIER, contenant les Notions et les Formules nécessaires aux personnes qui s'occupent de la Fabrication et de l'Emploi du Gaz. Br. in-18. 75 c.

— **Géographie de la France,** divisée par bassins, par M. LORIOL (*Autorisé par l'Université*). 1 vol. 2 fr. 50

— **Géographie physique,** ou Introduction à l'étude de la Géologie, par M. HUOT. 1 vol. 3 fr.

— **Géologie,** ou Traité élémentaire de cette science, par MM. HUOT et D'ORBIGNY. 1 vol. orné de planches. 3 fr.

— **Glaces** (Fabrication des), voyez *Verrier*.

— **Glacier,** voyez *Limonadier*.

— **Glycérine** (Fab. de la), Voyez *Bougies stéariques*.

— **Gnomonique,** voyez *Mathématiques appliquées*.

— **Gouache,** voyez *Peinture à l'Aquarelle*.

— **Gourmands,** ou l'Art de faire les honneurs de sa table, par CARDELLI. 1 vol. 3 fr.

— **Graveur,** ou Traité complet de l'Art de la Gravure en tous genres, par MM. PERROT et MALEPEYRE. 1 vol. (*En préparation.*)

— **Greffes** (Monographie des), ou Description des diverses sortes de Greffes employées pour la multiplication des végétaux, par M. THOUIN, de l'Institut, etc. 1 vol. orné de 8 planches. 2 fr. 50

— **Greffiers,** voyez *Aspirants* aux fonctions de Greffiers.

— **Grillages,** Voyez *Treillageur, 2e partie*.

— **Gutta-Percha,** Voyez *Caoutchouc*.

— **Gymnastique,** par M. le colonel AMOROS. (*Ouvrage couronné par l'Institut, admis par l'Université, etc.*) 2 vol. et Atlas. 10 fr. 50

— **Habitants de la Campagne** et Bonne Fermière, contenant tous les moyens de faire valoir, de la manière la plus profitable, les terres, le bétail, les récoltes, par madame CELNART. 1 vol. 2 fr. 50

— **Histoire naturelle médicale et de Pharmacographie**, ou Tableau des Produits que la Médecine et les Arts empruntent à l'Histoire naturelle, par M. Lesson, ancien pharmacien de la marine à Rochefort. 2 vol.   5 fr.

— **Horloger**, comprenant la Construction détaillée de l'Horlogerie ordinaire et de précision, et, en général, de toutes les machines propres à mesurer le temps ; par MM. Lenormand, Janvier et Magnier, revu par M. L. S.-T. 2 vol. accompagnés de planches.   6 fr.

— **Horloger-Rhabilleur**, traitant du rhabillage et du réglage des Montres et dés Pendules, par M. Perségol. 1 vol. orné de figures et accompagné de planches. 2 fr. 50

— **Huiles minérales**, leur Fabrication et leur Emploi à l'Eclairage et au Chauffage, par M. D. Magnier, Ingénieur. 1 vol. accompagné de planches.   3 fr. 50

— **Huiles végétales et animales** (Fabricant et Epurateur d'), comprenant la Fabrication des Huiles et les méthodes les plus usuelles de les essayer et de reconnaître leur sophistication, par MM. J. de Fontenelle, F. Malepeyre et Ad. Dalican. 2 vols. avec 8 planches.   6 fr.

— **Huissiers**, voy. *Aspirants* aux fonctions d'Huissiers.

— **Hydroscope**, voyez *Sondeur*.

— **Hygiène**, ou l'Art de conserver sa santé, par le docteur Morin. 1 vol.   3 fr.

— **Imperméabilisation**. Voy. *Caoutchouc*.

— **Imprimerie**, voyez *Typographie*, *Lithographie*, *Taille-douce*.

— **Indiennes** (Fabricant d'), renfermant les Impressions des Laines, des Châles et des Soies, par MM. Thillaye et Vergnaud. 1 vol. accompagné de planches.   3 fr. 50

— **Instruments de Chirurgie** (Fabricant d'), Traité de la fabrication et de l'emploi des Instruments employés dans les opérations chirurgicales, par M. H.-C. Landrin. 1 gros vol. avec planches.   3 fr. 50

— **Irrigations et assainissement des Terres**, ou Traité de l'emploi des Eaux en agriculture, par M. le Marquis de Pareto, 3 vol. accompagnés de deux Atlas composés de 40 planches in-folio et de tableaux.   15 fr.

— **Ivoirier**, voyez *Marqueteur*.

— **Jardiniers**, ou Art de cultiver les Jardins, renfermant un Calendrier indiquant mois par mois tous les travaux à faire en Jardinage, les principes d'Horticulture, la Taille des arbres, les Greffes, etc., par un Jardinier Agronome. 1 gros vol. accompagné de figures.   3 fr. 50

— **Jaugeage.** Voyez *Tonnelier.*

— **Jeunes gens,** ou Sciences, Arts et Récréations qui leur conviennent, et dont ils peuvent s'occuper avec agrément et utilité, par M. VERGNAUD. 2 vol. ornés de fig.   6 fr.

— **Jeux d'Adresse et d'Agilité,** contenant les Jeux et les Récréations à l'usage des enfants, des jeunes gens et des jeunes filles de tout âge, par M. DUMONT. 1 vol. orné de figures.   3 fr.

— **Jeux de Calcul et de Hasard,** ou nouvelle Académie des Jeux, comprenant les Jeux de Dés, de Roulette, de Trictrac, de Dames, d'Echecs, de Billard, etc., par M. LEBRUN. 1 vol. (*En préparation.*)

— **Jeux de Cartes,** tels que l'Ecarté, le Piquet, le Whist, la Bouillotte, le Bésigue, le Trente et un, le Baccarat, le Lansquenet, etc. 1 vol. (*En préparation.*)

— **Jeux de Société,** renfermant les Rondes enfantines, les Jeux innocents, les Pénitences, les Jeux d'esprit, les Jeux de Salon les plus en usage dans les réunions intimes, par Mme CELNART. 1 vol.   2 fr. 50

— **Jeux enseignant la Science,** ou Introduction à l'étude de la Mécanique, de la Physique, etc., par M. RICHARD. 2 vol.   6 fr.

— **Justices de Paix,** ou Traité des Compétences et Attributions tant anciennes que nouvelles, en toutes matières, par M. BIRET, ancien magistrat. 1 vol.   3 fr. 50

— **Laiterie,** ou Traité de toutes les méthodes en usage pour la Laiterie, contenant l'Art de conserver le lait, de faire le Beurre, de confectionner les Fromages, etc., par M. MAIGNE. 1 vol. orné de figures.   3 fr.

— **Lampiste,** voyez *Ferblantier.*

— **Langage** (Pureté du), par M. BLONDIN. 1 vol.   1 fr. 50

— **Langage** (Pureté du), par MM. BISCARRAT et BONNEFOUX. 1 vol.   2 fr. 50

— **Levure (Fabricant de),** traitant de sa composition chimique, de sa production et de son emploi dans l'industrie, principalement dans la Brasserie, la Distillation, la Boulangerie, la Pâtisserie, l'Amidonnerie, la Papeterie, par M. F. MALEPEYRE. 1 vol. orné de figures.   2 fr. 50

— **Limonadier,** Glacier, Cafetier et Amateur de thés, contenant la fabrication de la Glace et des Boissons frappées ou rafraîchissantes, par MM. CHAUTARD et JULIA DE FONTENELLE. 1 vol. accompagné de planches.   2 fr. 50

— **Liqueurs,** voyez *Distillateur, Liquides.*

— **Lithographe** (Imprimeur et Dessinateur), traitant de l'Autographie, la Lithographie mécanique, la Chromo-lithographie, la Lithophotographie, la Zincographie, et des procédés nouveaux en usage dans cette industrie. (*En préparation.*)

— **Liquides (Amélioration des)**, tels que Vins, Vins mousseux, Alcools, Spiritueux, Vinaigres, etc., contenant les meilleures formules pour le coupage et l'imitation des Vins de tous les crûs, des Liqueurs, des Sirops, des Vinaigres, etc., par M. LEBEUF. 1 vol. 3 fr.

— **Littérature** à l'usage des deux sexes, par madame D'HAUTPOUL. 1 vol. 1 fr. 75

— **Lumière électrique**, voyez *Briquets*.

— **Luthier**, contenant la Construction intérieure et extérieure des instruments à cordes et à archet et la Fabrication des Cordes harmoniques et à boyaux, par MM. MAUGIN et MAIGNE. 1 volume avec planches. (*En préparation*).

— **Machines à Vapeur** appliquées à la Marine, par M. JANVIER. 1 vol. avec planches. 3 fr. 50

— **Machines Locomotives** (Constructeur de), par M. JULLIEN, Ingénieur civil. 1 volume avec Atlas. 5 fr.

— **Machines-Outils** employées dans les usines et ateliers de construction, pour le Travail des Métaux, par M. CHRÉTIEN. 2 vol. et atlas de 16 pl. grand in-8. 10 fr. 50

LE MÊME OUVRAGE. 1 vol. in-8° jésus, renfermant l'Atlas. Voyez page 33. 12 fr.

— **Maçon, Stucateur, Carreleur et Paveur**, contenant l'emploi, dans ces industries, des matières calcaires et siliceuses, ainsi que la construction des Bâtiments de ville et de campagne, et les méthodes de Pavage expérimentées dans les grandes villes, par MM. TOUSSAINT, D. MAGNIER, G. PICAT et A. ROMAIN. 1 vol. orné de figures et accompagné de 7 planches. 3 fr. 50

— **Maires, Adjoints, Conseillers et Officiers municipaux**, rédigé *par ordre alphabétique*, par M. Ch. VASSEROT, ancien adjoint. 1 gros vol. 3 fr. 50

— **Maître d'Hôtel**, ou Traité complet des menus mis à la portée de tout le monde, par M. CHEVRIER. 1 vol. orné de figures. 3 fr.

— **Maîtresse de Maison**, ou Conseils et Recettes sur l'Economie domestique, par MM^es PARISET et CELNART. 1 vol. 2 fr. 50

— **Mammalogie**, ou Histoire naturelle des Mammifères, par M. LESSON. 1 gros vol. 3 fr. 50

ATLAS DE MAMMALOGIE, composé de 80 planches représentant la plupart des animaux décrits dans l'ouvrage ci-dessus: figures noires, 6 fr.; fig. coloriées, 12 fr.

— **Marbrier, Constructeur et Propriétaire de maisons,** contenant des Notions pratiques sur les Marbres, ainsi que des Modèles de Monuments funèbres, de Cheminées, de Vases et d'Ornements de toute nature, par MM. B. et M. 1 vol. avec un Atlas de 20 planches. 7 fr.

— **Marine,** Gréement, manœuvre du Navire et Artillerie, par M. VERDIER. 2 vol. ornés de figures. 5 fr.

— **Maroquinier,** voyez *Chamoiseur.*

— **Marqueteur et Ivoirier,** traitant de la fabrication des Meubles et des objets meublants en marqueterie et en incrustation, de la Tabletterie-Ivoirerie, du travail de l'Ivoire, de l'Os, de la Corne, de la Baleine, de la Nacre, de l'Ambre, etc., par MM. MAIGNE et ROBICHON. 1 vol. orné de figures. 3 fr. 50

— **Mathématiques appliquées,** Notions élémentaires sur les Lois du mouvement des corps solides, de l'Hydraulique, de l'Air, du Son, de la Lumière, des Levés de terrains et nivellement, du Tracé des cadrans solaires, etc., par M. RICHARD. 1 vol. avec figures. 3 fr.

— **Mécanicien-Fontainier,** comprenant la Conduite et la Distribution des Eaux, le mesurage aux Compteurs et à la Jauge, la Filtration, la fabrication des Robinets, des Fontaines, des Bornes, des Bouches d'eau, des Garde-robes, etc., par MM. BISTON, JANVIER, MALEPEYRE et A. ROMAIN. 1 vol. avec figures et planches. 3 fr. 50

— **Mécanique,** ou Exposition élémentaire des lois de l'Équilibre et du Mouvement des Corps solides, par M. TERQUEM. 1 gros vol. orné de planches. 3 fr. 50

— **Mécanique appliquée à l'Industrie,** voyez *Technologie mécanique.*

— **Médecine et Chirurgie domestiques,** contenant les moyens les plus simples et les plus efficaces pour la guérison de toutes les maladies, par M. le docteur MORIN. 1 vol. 3 fr. 50

— **Mégissier,** voyez *Chamoiseur.*

— **Menuisier en bâtiments, Layetier-Emballeur,** traitant des Bois employés dans la menuiserie, de l'Outillage, du Trait, de la construction des Escaliers, du Travail du Bois, etc., par MM. NOSBAN et MAIGNE. 2 vol. accompagnés de planches et ornés de figures. 6 fr.

— **Métaux** (Travail des). Voyez *Machines-Outils, Tourneur, Charron, Chaudronnier, Ferblantier.*

— **Microscope** (Observateur au). Description du Microscope et ses diverses applications, par M. F. Dujardin, ancien professeur à la Faculté des Sciences de Rennes. 1 vol. avec Atlas de 30 planches.   10 fr. 50

— **Minéralogie,** ou Tableau des Substances minérales, par M. Huot. 2 vol. ornés de fig.   6 fr.

Atlas de Minéralogie, composé de 40 planches représentant la plupart des Minéraux décrits dans l'ouvrage ci-dessus ; fig. noires, 3 fr. — Fig. coloriées.   6 fr.

— **Mines (Exploitation des).**

1re *partie*, Houille, par J.-F. Blanc, ingénieur. 1 vol. avec planches.   3 fr. 50

2e *partie*, Métaux précieux et industriels, Soufre, Sel, Diamant, par M. L. Knab, ingénieur. 1 vol. avec pl. 3 fr. 50

— **Miniature,** voyez *Peinture à l'Aquarelle.*

— **Morale,** ou Droits et Devoirs dans la Société. 1 vol.   75 c.

— **Moraliste,** ou Pensées et Maximes instructives pour tous les âges de la vie, par M. Tremblay. 2 vol.   5 fr.

— **Mouleur,** ou Art de mouler en Plâtre, au Ciment, à l'argile, à la cire, à la gélatine, traitant du Moulage du carton, du carton-pierre, du carton-cuir, du carton-toile, du bois, de l'écaille, de la corne, de la baleine, du celluloïd, etc., contenant le moulage et le clichage des médailles, par MM. Lebrun, Magnier, Robert et De Valicourt. 1 vol. orné de figures.   3 fr. 50

— **Moutardier,** voyez *Vinaigrier.*

— **Musique simplifiée,** ou Grammaire élémentaire contenant les principes de cet Art, par M. Led'huy. 1 vol. accompagné de musique.   1 fr. 50

— **Musique Vocale et Instrumentale,** ou Encyclopédie musicale, par M. Choron, fondateur du Conservatoire de Musique classique et religieuse, et M. De Lafage, professeur de chant et de composition.

— Première partie : Exécution. Connaissances élémentaires, Sons, Notations, Instruments. 1 vol. et Atlas. 5 fr.

— Deuxième partie : Composition. Mélodie et Harmonie, Contre-Point, Imitation, Instrumentation, Musique vocale et instrumentale d'Eglise, de Chambre et de Théâtre. 3 vol. et 3 Atlas.   20 fr.

— Troisième partie : Complément ou Accessoire. Théorie physico-mathématique. Institutions. Hist. de la musique. Bibliographie. Résumé général. 2 vol. et Atlas. 10 fr.

SOLFÉGES, MÉTHODES.

Solfège d'Italie.	12 f.	»	Méthode de Basson.	»	f. 75
— de Rodolphe.	4	»	— de Serpent.	1	50
			— de Trompette et		
Méthode d'Alto.	1	»	Trombone.	»	75
— de Violoncelle.	4	50	— d'Orgue.	3	50
— de Contre-basse.	1	25	— de Piano.	4	50
— de Flûte.	5	»	— de Harpe.	3	50
— de Hautbois.			— de Guitare.	3	»
— de Cor anglais.	1	75	— de Flageolet.	2	»
— de Clarinette.	2	»			

— Mythologies grecque, romaine, égyptienne, syrienne, africaine, etc., par M. Dubois. (*Ouvrage autorisé par l'Université.*) 1 vol. **2 fr. 50**

— Naturaliste préparateur, 1re *partie* : Classification, Recherche des Objets d'histoire naturelle et leur emballage, Disposition et Conservation des Collections, par M. Boitard. 1 vol. orné de figures. **3 fr.**

— *Seconde partie :* Art de préparer et d'empailler les Animaux, de conserver les Végétaux et les Minéraux, de préparer les Pièces d'Anatomie normale et d'embaumer les corps, par MM. Boitard et Maigne. 1 vol. orné de figures. **3 fr. 50**

— Navigation, contenant la manière de se servir de l'Octant et du Sextant, les méthodes usuelles d'astronomie nautique, suivi d'un Supplément contenant les méthodes de calcul exigées des candidats au grade de Maitre au cabotage, par M. Giquel, professeur d'hydrographie. 1 vol. accompagné d'une planche. **2 fr. 50**

— Notaires, V. *Aspirants* aux fonctions de Notaires.

— Numismatique ancienne, par M. A. de Barthélemy, Membre de l'Institut. 1 gros vol. accompagné d'un Atlas renfermant 12 planches. **7 fr.**

— Numismatique moderne et du moyen-âge, par M. Ad. Blanchet. 3 vol. accompagnés d'un Atlas renfermant 14 planches. **15 fr.**

— Oiseaux (Eleveur d'), ou Art de l'Oiselier, contenant la Description des principales espèces d'Oiseaux indigènes et exotiques susceptibles d'être élevés en captivité ; leur nourriture, leur reproduction, leurs maladies, etc., par M. G. Schmitt. 1 vol. **1 fr. 75**

— Oiseleur, ou Secrets anciens et modernes de la Chasse aux Oiseaux, traitant de la fabrication et de l'emploi des Filets et des Piéges, par MM. J. G. et Conrard. 1 vol. orné de planches. (*Epuisé.*)
(Voyez *Livre du Tendeur,* page 33).

— **Optique,** ou Traité complet de cette science, par BREWSTER, traduit par A. D. VERGNAUD. 2 vol. avec fig. 6 fr.

— **Organiste,** 1re PARTIE, contenant l'histoire de l'Orgue, sa description, la manière de le jouer, etc., par M. GEORGES SCHMITT. 1 vol. avec fig. et musique. 2 fr. 50

— **Organiste,** 2° PARTIE, contenant l'expertise de l'Orgue, sa description, la manière de l'entretenir et de l'accorder soi-même, suivi de Procès-verbaux pour la réception des Orgues de toute espèce, par M. CHARLES SIMON. 1 vol. orné de planches et de musique. 1 fr. 50

— **Orgues** (Facteur d'), ou Traité théorique et pratique de l'Art de construire les Orgues, contenant le travail de DOM BÉDOS et les perfectionnements de la facture jusqu'à nos jours, par M. HAMEL. 3 vol. avec un Atlas in-folio. 18 fr.

— **Ornementiste,** voyez *Décorateur*.

— **Ornithologie,** ou Description des genres et des principales espèces d'oiseaux, par M. LESSON. 2 vol. 7 fr.

ATLAS D'ORNITHOLOGIE, composé de 129 planches représentant la plupart des oiseaux décrits dans l'ouvrage ci-dessus. Figures noires, 10 fr.; figures coloriées. 20 fr.

— **Orthographiste,** ou Cours théorique et pratique d'Orthographe, par M. TRÉMERY. 1 vol. 2 fr. 50

— **Paléontologie,** ou des Lois de l'organisation des êtres vivants comparées à celles qu'ont suivies les Espèces fossiles et humatiles dans leur apparition successive, par M. MARCEL DE SERRES, professeur à la Faculté des Sciences de Montpellier. 2 vol. avec Atlas. 7 fr.

— **Papetier et Régleur,** traitant de ces arts et de toutes les industries annexes du commerce de détail de la Papeterie, par MM. JULIA DE FONTENELLE et POISSON. 1 gros vol. avec planches. 3 fr. 50

— **Papiers de Fantaisie** (Fabricant de), Papiers marbrés, jaspés, maroquinés, gaufrés, dorés, etc.; Peau d'Ane factice, Papiers métalliques; Cire et Pains à cacheter, Crayons, etc., etc., par M. FICHTENBERG. 1 vol. orné de modèles de papiers. 3 fr.

— **Papiers peints,** voyez *Étoffes imprimées*.

— **Paraffine** (Fabrication et Epuration de la), voyez *Bougies stéariques*, *Huiles minérales*, *Huiles végétales et animales*.

— **Parcheminier,** voyez *Chamoiseur*.

— **Parfumeur,** ou Traité complet de toutes les branches de la Parfumerie, contenant les procédés nouveaux, employés en France, en Angleterre et en Amérique, à l'usage des chimistes-fabricants et des ménages, par MM. PRADAL et F. MALEPEYRE. 1 vol. orné de figures. 3 fr. 50

— **Patinage** et Récréations sur la Glace, par M. PAU-LIN-DÉSORMEAUX. 1 vol. orné de 4 planches.   1 fr. 25

— **Pâtes alimentaires**, voyez *Amidonnier*.

— **Pâtissier**, ou Traité complet et simplifié de Pâtisserie de ménage, de boutique et d'hôtel, par M. LEBLANC. 1 volume orné de figures.   3 fr.

— **Paveur et Carreleur**, voyez *Maçon*.

— **Pêcheur**, ou Traité général de toutes les pêches *d'eau douce et de mer*, contenant l'histoire et la pêche des animaux fluviatiles et marins, les diverses pêches à la ligne et aux filets en rivière et en mer, etc. *(En préparation)*.

— **Pêcheur-Praticien**, ou les Secrets et les Mystères de la Pêche à la ligne dévoilés, par M. LAMBERT. 1 vol. orné de vignettes et accompagné de planches.   1 fr. 50

— **Peintre d'histoire et Sculpteur**, ouvrage dans lequel on traite de la philosophie de l'Art et des moyens pratiques, par M. ARSENNE, peintre. 1 vol.   3 fr. 50

— **Peintre d'histoire naturelle**, contenant des notions générales sur le dessin, le clair-obscur, l'effet des couleurs naturelles et artificielles, les divers genres de peintures, etc., par M. DUMÉNIL. 1 vol. orné de teintes. 3 fr.

— **Peintre en Bâtiments**, Vernisseur et Vitrier, traitant de l'emploi des Couleurs et des Vernis pour l'assainissement et la décoration des habitations, de la pose des Papiers de tenture et du Vitrage, par MM. RIFFAULT, VERGNAUD, TOUSSAINT et F. MALEPEYRE. 1 vol. orné de fig. 3 fr.

— **Peinture à l'Aquarelle**, Gouache, Pastel, Miniature, Peinture à la cire, Peintures orientales, etc. 1 vol. *(En préparation.)*

— **Peintre et Graveur en lettres.** *(En préparation.)*

— **Peinture sur Verre, Porcelaine, Faïence et Émail**, traitant de la décoration de ces matières, ainsi que de la fabrication des Émaux et des Couleurs vitrifiables et de l'Émaillage sur métaux précieux ou communs et sur terre cuite, par MM. REBOULLEAU, MAGNIER et ROMAIN. 1 vol. avec figures.   3 fr. 50

— **Peinture et Vernissage des Métaux et du Bois**, traitant des Couleurs et des Vernis propres à décorer les Métaux et les Bois, de l'imitation sur métal des Bois indigènes et exotiques, de l'ornementation des Articles de ménage et des Objets de fantaisie, suivi de l'imitation des Laques du Japon sur menus articles, par MM. FINK et LACOMBE. 1 vol. orné de figures.   2 fr.

— **Pelletier-Fourreur et Plumassier**, traitant de l'apprêt et de la conservation des Fourrures et de la préparation des Plumes, par M. MAIGNE. 1 vol. orné de figures. 2 fr. 50

— **Perspective** appliquée au Dessin et à la Peinture, par M. VERGNAUD. 1 vol. accompagné de planches. 3 fr.

— **Pharmacie Populaire**, simplifiée et mise à la portée de toutes les classes de la société, par M. JULIA DE FONTENELLE. 2 vol. 6 fr.

— **Photographie** sur Métal, sur Papier et sur Verre, contenant toutes les découvertes les plus récentes, par M. DE VALICOURT. 2 vol. avec planche. 6 fr.

— SUPPLÉMENT à la Photographie sur papier et sur verre, par M. G. HUBERSON. 1 vol. 3 fr.

— **Photographie** (Répertoire de), Formulaire complet de cet Art, par M. DE LATREILLE. 1 vol. 3 fr. 50

— **Physicien-Préparateur**, ou Description des Instruments de physique et leur Emploi dans les Sciences et dans l'Industrie, par MM. Ch. CHEVALIER et le docteur FAU. 2 gros vol. avec un Atlas in-8 de 88 pl. 15 fr.

— **Physiologie végétale**, Physique, Chimie et Minéralogie appliquées à la culture, par M. BOITARD. 1 vol. orné de planches. 3 fr.

— **Physionomiste des Dames**, d'après Lavater, par un Amateur. 1 vol. avec figures. 3 fr.

— **Physique appliquée aux Arts et Métiers**, voyez *Physicien-préparateur, Technologie physique.*

— **Plain-Chant ecclésiastique**, romain et français, à l'usage des Séminaires, des Communautés et de toutes les Eglises catholiques, par M. MINÉ. 1 vol. 2 fr. 50

— **Plâtrier**, voyez *Chaufournier, Maçon.*

— **Plombier, Zingueur, Couvreur, Appareilleur à Gaz**, contenant la fabrication et le travail du Plomb et du Zinc et la manière de les souder, la Couverture des Constructions et l'Installation des Appareils et des Compteurs à Gaz, par M. ROMAIN. 1 vol. orné de figures et accompagné de planches. 3 fr. 50

— **Poêlier-Fumiste**, traitant de la construction des Cheminées de tous modèles, des Fourneaux et des Poêles en terre, de l'agencement et de la Tuyauterie des Fourneaux en maçonnerie et des Poêles en terre, en fonte et en tôle, et du Ramonage des divers appareils de Chauffage, par MM. ARDENNI, J. DE FONTENELLE, F. MALEPEYRE et A. ROMAIN. 1 vol. orné de figures. 3 fr.

— **Poids et Mesures,** par M. TARBÉ, ancien con-
seiller à la Cour de Cassation.

PETIT MANUEL classique pour l'Enseignement élémentaire,
sans Tables de conversions. (*Autorisé par l'Université*). 25 c.

PETIT MANUEL à l'usage des Ouvriers et des Écoles, avec
Tables de conversions.   25 c.

PETIT MANUEL à l'usage des Agents Forestiers, des Pro-
priétaires et Marchands de bois. Brochure accompagnée
d'une planche.   75 c.

POIDS ET MESURES à l'usage des Médecins, etc. Brochure
in-18.   25 c.

TABLEAU SYNOPTIQUE DES POIDS ET MESURES.   75 c.

TABLEAU FIGURATIF DES POIDS ET MESURES.   75 c.

— **Poids et Mesures,** Comptes-faits ou Barême général des Poids et Mesures, par M. ACHILLE NOUHEN. *Ouvrage divisé en cinq parties qui se vendent séparément.*

1re partie : Mesures de LONGUEUR.   60 c.

2e partie,   —   de SURFACE.   60 c.

3e partie,   —   de SOLIDITÉ.   60 c.

4e partie,   POIDS.   60 c.

5e partie, Mesures de CAPACITÉ.   60 c.

— **Poids et Mesures** (Barême complet des), avec
conversion facile de l'ancien système au nouveau, par
M. BAGILET. 1 vol.   3 fr.

— **Poids et Mesures** (Fabrication des), contenant
en général tout ce qui concerne les Arts du Balancier et
du Potier d'étain, et seulement ce qui est relatif à la
Fabrication des Poids et Mesures dans les Arts du Fondeur, du Ferblantier, du Boisselier, par M. RAVON, ancien
vérificateur au bureau central des Poids et Mesures. 1 vol.
orné de figures.   3 fr.

— **Police de la France,** par M. TRUY, commissaire
de police à Paris. 1 vol.   2 fr. 50

— **Politesse** (Guide de la), voyez *Bonne Compagnie.*

— **Pompes (Fabricant de)** de tous les systèmes,
rectilignes, centrifuges, à diaphragme, à vapeur, à incendie, d'épuisement, de mines, de jardin, etc., traitant des
principales Machines élévatoires autres que les Pompes, par
MM. JANVIER, BISTON et A. ROMAIN. 1 vol. orné de figures
et accompagné de planches.   3 fr. 50

— **Ponts-et-Chaussées :** *Première partie,* ROUTES
et CHEMINS, par M. DE GAYFFIER, ingénieur en chef des
Ponts-et-Chaussées. 1 vol. avec planches.   3 fr. 50

— *Seconde partie,* PONTS ET AQUEDUCS EN MAÇONNERIE,
par M. DE GAYFFIER. 1 vol. avec planches.   3 fr. 50

— *Troisième partie*, PONTS EN BOIS ET EN FER, par M. A. ROMAIN. 1 vol. avec figures et planches.   3 fr. 50

— **Porcelainier, Faïencier, Potier de Terre**, contenant des notions pratiques sur la fabrication des Grès cérames, des Pipes, des Boutons en porcelaine et des diverses Porcelaines tendres, par M. D. MAGNIER, ingénieur civil. 2 volumes avec planches.   5 fr.

— **Potier d'étain**, voyez *Fabr. des Poids et Mesures*.

— **Prestidigitation**, voyez *Sorcellerie*.

— **Produits chimiques** (Fabricant de), formant un Traité de Chimie appliquée aux arts, à l'industrie et à la médecine, et comprenant la description de tous les procédés et de tous les appareils en usage dans les laboratoires de chimie industrielle, par M. G.-E. LORMÉ. 4 gros volumes et Atlas de 16 planches grand in-8.   18 fr.

— **Propriétaire, Locataire** et Sous-Locataire, des biens de ville et des biens ruraux; rédigé *par ordre alphabétique*, par MM. SERGENT et VASSEROT. 1 vol. 2 fr. 50

— **Puisatier**, voyez *Sondeur*.

— **Relieur** en tous genres, contenant les Arts de l'Assembleur, du Satineur, du Brocheur, du Rogneur, du Cartonneur et du Doreur, par MM. Séb. LENORMAND et W. MAIGNE. 1 vol. avec figures et planches.   3 fr. 50

— **Roses** (Amateur de), leur Monographie, leur Histoire et leur culture, par M. BOITARD. 1 vol. orné de planches, figures noires.   3 fr. 50

— **Sapeur-Pompier**, *Manuel officiel* composé par les officiers du Régiment de la Ville de Paris, *publié par ordre du Ministre de la Guerre*. Nouvelle édition, refondue et corrigée d'après le nouveau matériel (manœuvre 1880 avec demi-garnitures *en Caoutchouc et en Cuir*). 1 vol. orné de 117 figures.   3 fr. 50
Le même cartonné.   3 fr. 85

— **Sapeur-Pompier** (Abrégé), composé par les Officiers du régiment des Sapeurs-Pompiers de Paris, *à l'usage des départements*. 1 vol. orné de 113 figures, contenant la Manœuvre 1880 avec demi-garnitures *en caoutchouc*.   2 fr.
Le même cartonné.   2 fr. 25

— **Sapeurs-Pompiers** (Théorie des), extraite du Manuel officiel. 1 volume orné de 39 figures, contenant la Manœuvre 1880 avec demi-garnitures *en caoutchouc*.   75 c.
La même cartonnée.   85 c.

— **Sapeur-Pompier**, ou Théorie sur l'extinction des Incendies, par M. PAULIN. 1 vol.   1 fr. 50

— **Sauvetage** dans les Incendies, les Puits, les Puisards, les Fosses d'aisances, les Caves et Celliers, les Accidents en rivière et les Naufrages maritimes, par M. W. MAIGNE. 1 vol. orné de vignettes et de planches. 2 fr. 50

— **Savonnier,** ou Traité de la Fabrication des Savons, contenant des notions sur les Alcalis et les corps gras saponifiables, ainsi que les procédés de fabrication et les appareils en usage dans la Savonnerie, par M. E. LORMÉ. 3 vol. accompagnés de planches. 9 fr.

— **Sculpture sur bois,** contenant l'Outillage et les moyens pratiques de Sculpture, les Styles de l'Ornementation, l'Art de Découper les Bois, l'Ivoire, l'Os, l'Ecaille et les Métaux, la Fabrication des Bois comprimés, etc., par M. S. LACOMBE. 1 vol. orné de figures. 3 fr. 50

— **Serrurier,** ou Traité complet et simplifié de cet Art, traitant des Fers, des Combustibles, de l'Outillage, du Travail à l'Atelier et sur place, de la Serrurerie du Carrossage et des divers travaux de Forge, par M. PAULIN-DÉSORMEAUX et M. H. LANDRIN. 1 vol. et un Atlas 5 fr.

— **Soierie,** contenant l'Art d'élever les Vers à soie et de cultiver le Mûrier, traitant de la Fabrication des Soieries, par M. DEVILLIERS. 2 vol. et Atlas. 10 fr. 50

— **Sommelier et Marchand de Vins,** contenant des notions sur les Vins rouges, blancs et mousseux, leur classification par vignobles et par crûs, l'art de les déguster, la description du matériel de cave, les soins à donner aux Vins en cercles et en bouteilles, l'art de les rétablir de leurs maladies, les coupages, les moyens de reconnaitre les falsifications, etc., par M. MAIGNE. 1 vol. orné de fig. 3 fr.

— **Sondeur, Puisatier et Hydroscope,** traitant de la construction des Puits ordinaires et artésiens et de la recherche des Sources et des Eaux souterraines, par M. A. ROMAIN. 1 vol. accompagné de planches. 3 fr. 50

— **Sorcellerie Ancienne et Moderne expliquée,** ou Cours de Prestidigitation. *(En préparation.)*

— SUPPLÉMENT A LA SORCELLERIE EXPLIQUÉE, par M. PONSIN. 1 petit volume. 1 fr. 25

— **Souffleur à la Lampe et au Chalumeau,** traitant de l'emploi de ces instruments au dosage des Métaux et à diverses opérations chimiques de laboratoire, par M. PÉDRONI, chimiste. 1 vol. orné de figures. 2 fr. 50

— **Sténographie,** ou l'Art de suivre la parole en écrivant, par M. A. DELAUNAY, élève de M. H. PRÉVOST. 1 volume. *(En préparation.)*

— **Sucre (Fabricant et Raffineur de)**, traitant de la fabrication actuelle des Sucres indigènes et coloniaux, provenant de toutes les substances saccharifères dont l'emploi est usuel et reconnu pratique, par M. ZOÉGA. 1 vol. orné de planches et de figures. 3 fr. 50

— **Tabletier**, voyez *Ebéniste, Marqueteur*.

— **Taillandier**, voyez *Serrurier*.

— **Taille-Douce** (Imprimeur en), par MM. BERTHIAUD et BOITARD. 1 vol. avec fig. 3 fr.

— **Tanneur, Corroyeur et Hongroyeur**, contenant le travail des Cuirs forts, de la Molleterie et des Cuirs blancs, suivi de la fabrication des Courroies, d'après les méthodes perfectionnées les plus récentes, par M. MAIGNE. 2 v. ornés de figures et accompagnés de planches. 6 fr.

— **Tapisserie**, voyez *Broderie*.

— **Technologie physique et mécanique**, ou FORMULAIRE à l'usage des Ingénieurs, des Architectes, des Constructeurs et des Chefs d'usines, par M. ANSIAUX, ingénieur. 1 vol. 3 fr.

— **Teinture des peaux**, voyez *Chamoiseur*.

— **Teinturier, apprêteur et dégraisseur**, ou Art de teindre la Laine, la Soie, le Coton, le Lin, le Chanvre et les autres matières filamenteuses, ainsi que les tissus simples et mélangés, au moyen des COULEURS ANCIENNES animales, végétales et minérales, par MM. RIFFAÜT, VERGNAUD, JULIA DE FONTENELLE, THILLAYE, MALEPEYRE, ULRICH et ROMAIN. 2 vol. accompagnés de planches. 7 fr.

— SUPPLÉMENT, traitant de l'emploi en Teinture des COULEURS D'ANILINE et de leurs dérivés, par M. A.-M VILLON, chimiste. 1 vol. 3 fr. 50

— **Télégraphie électrique**, contenant la description des divers systèmes de Télégraphes et de Téléphones, et leurs applications au service des Chemins de fer, des Sonneries électriques et des Avertisseurs d'incendie, par M. ROMAIN. 1 vol. orné de fig. et accompagné de pl. 3 fr. 50

— **Teneur de Livres**, renfermant la Tenue des Livres en partie simple et en partie double, par MM. TRÉMERY et A. TERRIÈRE (*Ouvrage autorisé par l'Université*). 1 vol. 3 fr.

— **Terrassier** et Entrepreneur de terrassements, traitant des divers modes de transport, d'extraction et d'excavation, et contenant une description sommaire des grands travaux modernes, par MM. CH. ETIENNE, AD. MASSON et D. CASALONGA. 1 vol. et un Atlas de 22 planches. 5 fr.

— **Théâtral (Manuel)** et du Comédien, contenant les principes de l'Art de la parole, par Aristippe BERNIER DE MALIGNY. 1 vol.   3 fr. 50

— **Tissage mécanique,** contenant la Description des Machines génériques, leur installation, leur mise en œuvre, ainsi que l'organisation des établissements de Tissage, par M. Eug. BUREL, ingénieur. 1 vol. orné de figures et de planches.   3 fr.

— **Tissus** (Dessin et Fabrication des) façonnés, tels que Draps, Velours, Ruban, Gilet, Coutil, Châle, Passementerie, Gazes, Barèges, Tulle, Peluche, Damasse, Mousseline, etc., par M. TOUSTAIN. 2 vol. et Atlas in-4 de 26 planches. 15 fr.

— **Toiles cirées,** Voyez *Caoutchouc.*

— **Tonnelier et Boisselier,** contenant la fabrication des Tonneaux, des Cuves, des Foudres et des autres vaisseaux en bois cerclés, suivi du *Jaugeage* des fûts de toute dimension, par MM. P. DÉSORMEAUX, OTT et MAIGNE. 1 vol. orné de figures et accompagné de planches.   3 fr.

— **Tourneur,** ou Traité complet et simplifié de cet Art, par M. DE VALICOURT. 3 vol. et un Atlas grand in-8 de 27 planches. (*Edition épuisée.*)
— *En vente,* l'édition en 1 vol. in-8 jésus, renfermant l'Atlas.   15 fr.

— **Treillageur,** *Première partie,* traitant de la fabrication à la main, de la Menuiserie des Jardins, et de la fabrication des Objets de jardinage, par M. P. DÉSORMEAUX. 1 vol. accompagné de planches.   3 fr.

— **Treillageur,** *Seconde partie,* traitant de l'outillage, de la fabrication à la main et à la mécanique, de la confection des Grillages, Claies, Jalousies, etc., par M. E. DARTHUY. 1 vol. avec figures et planches.   3 fr.

— **Tricots (Fabrication des),** voyez *Bonnetier.*

— **Tuilier,** voyez *Briquetier.*

— **Typographie — Imprimerie,** contenant les principes théoriques et pratiques de cet art; ouvrage rédigé *par ordre alphabétique,* par MM. FREY et BOUCHEZ. (*En préparation*).
On vend séparément les SIGNES DE CORRECTION.   50 c.

— **Vernis (Fabricant de),** contenant les formules les plus usitées de vernis de toute espèce, à l'éther, à l'alcool, à l'essence, vernis gras, etc., par M. A. ROMAIN. 1 vol. orné de figures.   3 fr. 50

— **Vernisseur,** voyez *Peintre en Bâtiments, Peintures sur Métaux et sur Bois.*

— **Verrier et Fabricant de Glaces,** Cristaux, Pierres précieuses factices, Verres colorés, Yeux artificiels, par MM. Julia de Fontenelle et Malepeyre 2 vol. ornés de planches.   6 fr.

— **Vétérinaire,** contenant la connaissance des chevaux, la manière de les élever, les dresser et les conduire, la Description de leurs maladies, les meilleurs modes de traitement, etc., par M. Lebeau et un ancien professeur d'Alfort. 1 vol. orné de figures   3 fr. 50

— **Vigneron,** ou l'Art de cultiver la Vigne, de la protéger contre les insectes qui la détruisent, et de faire le Vin, contenant les meilleures méthodes de Vinification, traitant du chauffage des Vins, etc., par MM. Thiébaut de Berneaud et F. Malepeyre. 1 vol. orné de figures et accompagné de planches.   3 fr. 50

— **Vinaigrier et Moutardier,** contenant la fabrication de l'acide acétique, de l'acide pyroligneux, des acétates, et les formules de Vinaigres de table, de toilette et pharmaceutiques, l'analyse chimique de la graine de moutarde, ainsi que les meilleures recettes pour la préparation de la moutarde, par MM. J. de Fontenelle et F. Malepeyre. 1 vol. orné de figures.   3 fr. 50

— **Vins** (Calendrier des), ou Instructions à exécuter mois par mois, pour conserver, améliorer ou guérir les Vins. (*Ouvrage destiné aux Garçons de caves et de celliers, et aux Maîtres de Chais, faisant suite à l'Amélioration des Liquides*), par M. V.-F. Lebeuf. 1 vol.   1 fr. 75

— **Vins,** voyez *Liquides, Sommelier.*

— **Vins de Fruits et Boissons économiques,** contenant l'Art de fabriquer soi-même, chez soi et à peu de frais, les Vins de Fruits, le Cidre, le Poiré, les Vins de Grains, les Bières économiques et de ménage, les Boissons rafraîchissantes, les Hydromels, etc., et l'Art d'imiter les Vins de crûs et de Liqueur français et étrangers, par MM. Accum, Guil.... et Malepeyre. 1 vol. (*En préparation.*)

— **Vins mousseux,** voy. *Eaux et Boissons Gazeuses.*

— **Zingueur,** voyez *Plombier.*

INDUSTRIE, ARTS ET MÉTIERS.

Art (L') de découper le Bois, comprenant également la Marqueterie et la Sculpture, par E. BROCARD. Broch. in-8.   70 c.

Art du Peintre, Doreur et Vernisseur, par WATIN; 12e édit., revue pour la fabrication et l'application des couleurs, par MM. Ch. et F. BOURGEOIS, et augmentée de l'*Art du Peintre en voitures, en marbres et en faux-bois,* par M. J. DE MONTIGNY, ingénieur. 1 vol. in-8.   6 fr.

Barême du Layetier, contenant le toisé par voliges de toutes les mesures de caisses, depuis 12-6-6, jusqu'à 72-72-72, etc., par BIEN-AIMÉ. 1 vol. in-12.   1 fr. 25

Calcul des essieux pour les Chemins de Fer; Coup-d'œil sur les roues de vagons, par A. C. BENOIT-DUPORTAIL. Br. in-8 (*Extrait du Technologiste*).   1 fr. 75

Carnet de l'Inventeur et du Breveté. Précis des législations française et étrangères, renseignements et conseils pratiques, mémento pour l'enregistrement des échéances d'annuités, par M. CH. THIRION, ingénieur-conseil. *Deuxième édition.* 1 vol. in-18, cart. toile.   3 fr.

Considérations sur la perspective, par BENOIT-DUPORTAIL. Br. in-8 (*Extr. du Technologiste*). 1 fr. 25

Contrefaçon des Billets de Banques, Papier timbré, Mandats, Actions industrielles et autres, et moyens d'y remédier, par M. KNECHT-SENEFELDER. Brochure in-18, accompagnée d'une planche.   50 c.

Cordon bleu (Le), Nouvelle cuisinière bourgeoise, rédigée et mise par ordre alphabétique, par Mlle MARGUERITE. 13e édition, augmentée de nouveaux menus appropriés aux diverses saisons de l'année, d'un ordre pour les services, de l'art de découper et de servir à table, d'un traité sur les vins et des soins à donner à la cave, etc. 1 vol. in-18 de 250 pages, orné de figures, broché.   1 fr.
Le même ouvrage, cartonné.   1 fr. 25

Corrélation du Pendule au rochet avec le levier de la Force motrice. Etude mécanique appliquée à l'Horlogerie, par M. J. E. PERSEGOL. Cartonnage in-18. 50 c.

Cubage des bois en grume (Tarif de), au mètre cube réel et au mètre cube marchand, par M. CH. BLIND. Brochure in-18.   75 c.

Cubage des Bois (Tarif pour le), système métrique mis en harmonie avec l'ancien système, à la portée de tout le monde, par M. GAMET, instituteur. 2ᵉ *édition.* 1 vol. in-12.   1 fr. 25

Dictionnaire du Métré pour la Terrasse, la Maçonnerie, la Marbrerie et le Carrelage, par M. O. MASSELIN. 1 vol. grand in-8.   10 fr.

Etudes sur quelques produits naturels applicables à la *Teinture*, par M. ARNAUDON. Br. in-8. 1 fr. 25

Facture moderne (La) étudiée à l'Orgue de Saint-Eustache, traitant de la Facture de l'Orgue en France depuis le commencement du XIXᵉ siècle et de la Facture à l'Etranger, par M. l'Abbé H. J. PLY. 1 vol. grand in-8 accompagné de planches.   6 fr.

Formulaire de Technologie physique et mécanique, à l'usage des Ingénieurs, des Architectes, des Constructeurs et des Chefs d'usines, par M. ANSIAUX, ingénieur. 1 vol. in-18.   3 fr.

Industrie (L') dentellière belge, par B. VAN DER DUSSEN. 1 vol. in-12, orné d'une planche.   1 fr. 50

Livre du Tendeur, traitant des diverses sortes de Tenderie, aux filets, aux lacets, aux gluaux, etc. par M. D. HALLEUX. 1 vol. in-18 orné de figures   2 fr.

Livret-Devaux, Guide indispensable aux Débitants de Boissons et à tous les Négociants soumis à l'exercice de la Régie, ainsi qu'aux Consommateurs, par M. DEVAUX, receveur-buraliste. Cartonnage in 18.   50 c.

Machines-Outils (Traité des) employées dans les usines et les ateliers de construction pour le Travail des Métaux, par M. J. CHRÉTIEN, 1 volume in-8 jésus renfermant 16 planches gravées avec soin sur acier.   12 fr.

LE MÊME OUVRAGE, 2 vol. in-18 avec Atlas in-8 jésus. (Voyez page 19.)   10 fr. 50

Manipulations hydroplastiques, ou Guide du Doreur et de l'Argenteur, par M. ROSELEUR. In-8.   15 fr.

Manuel du Bottier, par A. MOUREY. In-12. 1 fr. 50

Manuel des Candidats à l'emploi de Vérificateurs des poids et mesures, par P. RAVON. 2ᵉ édition, in-8. 5 fr.

Manuel du Commerçant en Épicerie, Traité des marchandises qui sont du domaine de ce commerce, falsifications qu'on leur fait subir ; moyen de les reconnaître, par MM. A. CHEVALLIER fils et J. HARDY, chimistes. 1 vol. in-12 accompagné de 4 planches.   2 fr. 50

Manuel de la Filature du Lin et de l'Etoupe, Application du Système au Calcul du mouvement différentiel, par M. DELMOTTE. 2e *édition.* 1 vol. in-12. 2 fr. 50

Manuel du Fabricant de Rouenneries, comprenant tout ce qui a rapport à la Fabrication, par un FABRICANT. 1 vol. in-18.   2 fr. 50

Manuel métrique du Marchand de bois, par M. TREMBLAY. 1 vol. in-12.   1 fr. 50

Manuel pratique de Lithographie sur zinc, par M. L. MONROCQ. 1 vol. in-18, broché.   3 fr.
Le même ouvrage cartonné en toile.   4 fr.

Manuel du Tourneur, ou Traité complet et simplifié de cet Art, par M. DE VALICOURT. 1 vol. grand in-8, renfermant 27 planches in-4°.   15 fr.
(Même ouvrage que celui annoncé page 30.)

Memento de l'Ingénieur-Gazier, contenant, sous une forme succincte, les Notions et les Formules nécessaires à toutes les personnes qui s'occupent de la fabrication et de l'emploi du Gaz, par M. D. MAGNIER. Br. in-18. 75 c.

Memento des Architectes, des Ingénieurs, des Entrepreneurs, des Toiseurs vérificateurs et des personnes qui font bâtir, par M. C.-J. TOUSSAINT, architecte. 7 vol. in-8 dont un de planches.   60 fr.
On a extrait de cet ouvrage le suivant :

Code de la Propriété, Traité complet des Bâtiments, des Forêts, des Chemins, des Plantations, des Mines, des Carrières et des Eaux, par M. TOUSSAINT, architecte. 2 vol. in-8.   15 fr.

Mémoire sur la construction des Instruments à Cordes et à Archet, par FÉLIX SAVART. In-8.   3 fr.

Mémoire sur l'appareil des voûtes hélicoïdales et des voûtes biaises à double courbure, par M. A.-A. SOUCHON. 1 vol. in-4 renfermant 8 planches.   3 fr. 50

Nouveaux procédés de Taxidermie expérimentés et décrits par M. A. ALLÉON. Notice accompagnée de 19 planches en phototypie, exécutées d'après des Oiseaux montés par l'Auteur. Broch. in-8.   3 fr. 50

Ordonnance de Louis XIV, indispensable à tous les *marchands de bois* flottés, de charbon et à tous autres marchands dont les biens sont situés près des rivières navigables. 1 vol. in-18.   2 fr.

Photographie sur papier, par M. BLANQUART-EVRARD. 1 vol. grand in-8.   4 fr. 50

Photographie sur plaques métalliques, par M. le baron GROS. 1 volume in-8°, avec figures.   3 fr.

Tables techniques de l'Industrie du Gaz; CALCULS TOUT FAITS des diamètres et des longueurs de conduites, des volumes de gaz qui s'écoulent et des pertes de charges, du pouvoir éclairant et du titre du Gaz, etc., par M. D. MAGNIER, ingénieur. 1 vol. in-8.   3 fr. 50

Traité complet de la Filature du chanvre et du lin, par MM. COQUELIN et DECOSTER. 1 gros vol. avec Atlas in-folio de 37 planches.   20 fr.

Traité du Chauffage au Gaz, par CH. HUGUENY. Br. in-8 (*Extraite du Technologiste*).   1 fr. 50

Traité de la Comptabilité du Menuisier, applicable à tous les états de la bâtisse, par D. CLOUSIER. 1 vol. in-8.   2 fr. 50

Traité de la Coupe des Pierres, ou Méthode facile et abrégée pour se perfectionner dans cette science, par J.-B. DE LA RUE. 3e édition, revue et corrigée par M. RAMÉE, architecte. 1 vol. in-8 de texte, avec un Atlas de 98 planches in-folio.   20 fr.

Traité des Échafaudages, ou Choix des meilleurs modèles de charpentes, par J.-CH. KRAFFT. 1 vol. in-fol. relié, renfermant 51 planches gravées sur acier avec le plus grand soin.   25 fr.

Traité d'Horlogerie moderne, par M. Claudius SAUNIER. 3e édition. 1 vol. grand in 8 avec un Atlas. 36 fr.

Traité sur la nouvelle découverte du levier-volute *dit* **levier-Vinet.** In-18.   1 fr. 50

Transmissions à grandes vitesses. *Paliers-graisseurs* de M. De Coster, par BENOIT-DUPORTAIL. Br. in-8.   75 c.

Travaux de la Scie à découper. Instructions pratiques sur la découpure, par J. CARANTE. 1 volume in-8.   3 fr. 25

Usage de la règle logarithmique, ou Règle-calcul. In-18.   25 c.

Vignole du Charpentier. 1re partie, ART DU TRAIT, contenant l'application de cet art aux principales constructions en usage dans le bâtiment, par M. MICHEL, maître charpentier, et M. BOUTEREAU, professeur de géométrie appliquée aux arts. 1 vol. in-8, avec Atlas de 72 planches. 20 fr.

OUVRAGES SUR L'HORTICULTURE

Asperges (LES), **les Figues, les Fraises et les Framboises,** Description des meilleures méthodes de culture pour les obtenir en abondance, et manière de les forcer pour avoir des primeurs et des fruits pendant l'hiver, avec l'indication des travaux à faire mois par mois, contenant la culture de l'Asperge à la charrue, par M. V.-F. LEBEUF. 1 vol. in 18 avec vignettes.   1 fr. 50

Champignons (CULTURE DES) DE COUCHE ET DE BOIS **et des Truffes,** ou moyens de les multiplier, de les reproduire, de les accommoder, et de reconnaître les Champignons sauvages comestibles etc., par M. V.-F. LEBEUF. 1 vol. in-18, orné de 17 gravures sur bois.   1 fr. 50

Culture et taille rationnelles et économiques du Poirier, du Pommier, du Prunier et du Cerisier, contenant une Description des meilleurs fruits à cultiver en espalier et à haute tige, traitant des Formes nouvelles et naturelles propres à remplacer les formes de fantaisie connues, par M. V.-F. LEBEUF. 1 vol. grand in-18 orné de 60 silhouettes des meilleurs fruits en grandeur naturelle.   2 fr. 50

Engrais des Jardins. Moyens de s'en procurer, d'en fabriquer à discrétion et à bon marché, les meilleurs engrais animaux, végétaux, artificiels, chimiques et du commerce ; la manière de modifier la nature du sol par leur emploi, d'avoir de l'eau pour les arrosements, etc., par M. V.-F. LEBEUF. 1 vol. in-18.   1 fr. 25

Horticulteur (L') gastronome; BONS LÉGUMES ET BONS FRUITS, ou Choix des meilleures variétés de plantes potagères et d'arbres fruitiers, et moyen de conserver les fruits et les légumes pendant l'hiver, suivis des 365 salades de l'ami Antoine, de la manière d'établir un jardin potager-fruitier de produit, et du Calendrier de l'Horticulteur, par M. V.-F. LEBEUF. 1 vol. in-18.   1 fr.

Révolution agricole, ou Moyen de faire des bénéfices en cultivant les terres, par M. V.-F. LEBEUF. 1 vol. in-18.   2 fr.

Fruits populaires (LES), indiquant le mérite et la valeur des meilleurs fruits à cultiver, suivis de conseils aux planteurs, par M. CH. BALTET, horticulteur. 1 vol. in-18. 1 fr. 25

BAR-SUR-SEINE. — IMP. SAILLARD.

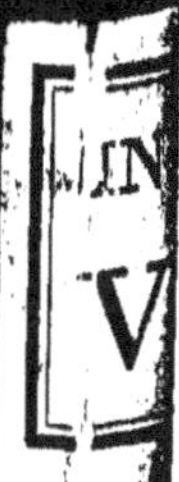